临床药物治疗学

主 编 孙 庆 等

天津出版传媒集团

天津科技翻译出版有限公司

图书在版编目（CIP）数据

临床药物治疗学 / 孙庆等主编 . — 天津 ：天津科
技翻译出版有限公司, 2022.4（2024.4重印）
ISBN 978-7-5433-4226-2

Ⅰ.①临… Ⅱ.①孙… Ⅲ.①药物疗法 Ⅳ.
①R453

中国版本图书馆 CIP 数据核字(2022)第 053595 号

临床药物治疗学
LINCHUANG YAOWU ZHILIAOXUE

出　　　版:天津科技翻译出版有限公司
出 版 人:刘子嫒
地　　　址:天津市南开区白堤路 244 号
邮政编码:300192
电　　　话:(022)87894896
传　　　真:(022)87893237
网　　　址:www.tsttpc.com
印　　　刷:三河市华东印刷有限公司
发　　　行:全国新华书店
版本记录:787mm×1092mm　16开本　11.25印张　190千字
　　　　　2022年4月第1版　2024年4月第2次印刷
　　　　　定价:68.00 元

编 委 会

主编

孙　庆　　　济南市济钢医院

龙　凤　　　枣庄市妇幼保健院

蒙小丽　　　重庆市涪陵区妇幼保健院

范　琳　　　潍坊市人民医院

徐兰霞　　　潍坊市人民医院

王金凤　　　潍坊市人民医院

副主编

唐继文　　　东莞市企石医院

崔红艳　　　宁阳县中医院

张　丽　　　宁阳县中医院

徐雅贞　　　太原市第三人民医院

编委

时东峰　　　滕州市第一人民医院

张延博　　　滕州市中心人民医院

范海伟　　　江西青峰药业有限公司

前　言

随着医药科技的迅速发展,新药品种不断涌现。药品数量急剧增加,用药的复杂性也越来越高,用药引起的社会问题也越来越多。近年来,药害事件和药源性疾病接连发生,对药师而言,这要求他们不能再仅仅满足于为患者提供安全有效的药物,更要提供安全有效的药物治疗。现代药学已经发展至以患者为中心,强调改善患者生命质量的药学服务阶段。药学服务要求药师不仅要提供合格药物,更重要的是关注疾病的合理治疗,要对疾病治疗过程进行决策,包括药品的选择、剂量的确定、给药方法的优化、治疗效果的评估等。这就要求药学工作者除了具备良好的药学药理知识,还必须具备一定的临床医学和药学交叉学科的知识。为了进一步提高药学工作者的水平,本编委会人员在多年临床经验基础上,参考诸多书籍资料,认真编写了此书,望谨以此书为广大药学工作者提供微薄帮助。

本书比较系统地阐述了药剂、西药学、静脉用药调配、中药等学科内容,内容丰富,紧扣临床,适合各级药学专业同仁、临床医生阅读参考。

由于编写时间和篇幅有限,尽管多次校稿,书中难免存在疏漏和不足之处,恳请广大读者提出宝贵意见和建议,以便再版时修正。

编者

目　录

第一章

生物药剂学

第一节 概述

一、生物药剂学的含义

生物药剂学系指研究药物及其制剂在体内的吸收、分布、代谢和排泄过程,阐明药物的剂型因素、生物因素与药效之间相互关系的一门学科。

生物药剂学一词最早见于1961年Wagner的综述。作为药剂学的分支学科,生物药剂学着重研究给药后药物在体内的代谢过程,主要是为了正确评价药剂的质量、确定适宜的剂型、设计合理的制备工艺,为临床合理用药提供科学的依据,使药物发挥最佳的治疗作用。

二、生物药剂学的研究内容

经过多年的发展,目前生物药剂学已发展成为一门完整的学科,研究内容主要有以下几个方面:①剂型因素的研究。剂型因素不仅指片剂、胶囊剂、注射剂等药剂中的剂型概念,还包括与剂型有关的各种因素,如药物的理化性质、处方组成及其剂型、制剂工艺、用药方法等。②生物因素的研究。机体的生物因素主要包括种族差异、年龄差异、性别差异、生理和病理条件的差异、遗传因素差异等。③体内吸收的研究。主要是研究药物在机体内的吸收、分布、代谢和排泄对药效的影响,确保制剂有良好的生物利用度,且安全有效。

生物利用度系指制剂中的药物被吸收进入血液的速率和程度,能反映制剂被机体吸收的情况,是保证药品内在质量的重要指标。生物利用度包括两个方面的内容:①药物进入血液循环的多少,即程度(简称"EBA"),可用血药浓度-时间曲线下面积(AUC)表示制剂中药物吸收的程度。AUC系指血浆中的药物从零时起至所有原形药物全部消除的时间内的曲线下面积。②药物进入血液循环的快慢,即速率(简称"RBA"),常用t_m表示制剂中药物起效的速度。t_m系指血药浓度达到峰值的时间。此外,峰浓度或峰值(C_{max})系指给药后体内所能达到的最高血药浓度,它与治疗效果和毒性水平有关。因此,C_{max}反映药效的强弱,t_{max}反映药物显效的快慢,AUC反映药物利用的程度,三者综合起来能反映和评价药物的体内状况。

药物动力学是应用动力学原理,研究药物进入机体后的体内转运过程的动态变化规律,并用数学方法描述这些过程以及机体因素或其他物质对这些过程的影响的一门学科。生物药剂学是药物动力学与药剂学结合的产物,必须借助于药物动力学的手段来了解药物在体内的动态变化规律。

第二节　药物的吸收

吸收系指药物从用药部位进入体循环的过程。除血管给药以外,药物应用后都要经过吸收过程,药物只有吸收进入体循环,在血液中达到一定的血药浓度后才能产生药理效应,且其作用强度和持续时间与血药浓度直接相关,因此吸收是药物发挥药效的重要前提。

口服给药是最为常见的一种给药方式,且影响药物吸收的因素也很复杂,因此本节重点讨论药物在胃肠道的吸收机制和影响因素。

一、药物经胃肠道的吸收

药物的胃肠道吸收可以在胃、小肠、大肠、直肠等部位进行,但以小肠吸收最为重要,因小肠的生理结构适宜药物的吸收。所给予的药物,在作用部位达到有效浓度之前必须经过许多屏障,而这些屏障即为相互联系的生物膜。如药物口服后经胃肠道上皮细胞膜进入全身循环系统,而后到达具有亲和性的脏器或组织中,此时,要再次通过细胞膜。因此,学习生物膜的结构及其性质,对理解药物的吸收机制极为重要。

(一)胃肠道上皮细胞膜的结构

药物口服后必须通过胃肠道的上皮细胞膜进入体循环,因此上皮细胞膜的结构和性质决定了药物被吸收的难易程度。上皮生物膜主要由类脂质、蛋白质和少量多糖等组成,结构复杂,具有半透膜的特性。药物的吸收就是跨膜转运过程,即药物从具有吸收功能的生物膜一侧,跨膜转运到生物膜的另一侧,进入毛细血管或淋巴管,到达大循环转运到机体其他部位。

在生物膜内,蛋白质与类脂质(主要是磷脂)呈聚集状态,类脂质构成双分子层。膜中部分蛋白质附着于脂质双分子层表面,构成膜的基本骨架。磷脂中脂肪酸不饱和程度高,其熔点低于正常体温,呈液晶状态,故双分子层中的分子具有流动性。膜中蛋白质也可发生侧向扩散运动和旋转运动。细胞膜的这种结构与物质转运关系密切。

(二)药物的跨膜转运

药物的跨膜转运途径可分为两种:一种是穿过细胞膜的细胞通道转运,另一种是穿过细胞间隙的细胞旁路通道转运。其中经细胞膜的细胞通道转运是药物的主要转运途径,其转运机制又分为被动扩散、主动转运、促进扩散、胞饮作用等。

1.被动扩散

被动扩散亦称被动转运,系指药物由高浓度一侧通过生物膜扩散到低浓度一侧的转运过程。大多数药物都以简单的被动扩散方式通过细胞膜,其特点有:①顺浓度梯度转运,即从高浓度区域向低浓度区域顺浓度梯度转运;②转运速度与膜两侧的浓度成正比;③扩散过程不需要载体,也不需要能量,故也称单纯扩散;④细胞膜对通过的物质无特殊性,不受共存的类似物影响,即无饱和现象和竞争抑制现象,一般也无部位特异性。

2.主动转运

主动转运亦称载体媒介转运,系指借助载体使药物从低浓度一侧向高浓度一侧转运的过程。一些生命必需物质(如 K^+、Na^+、I^-、单糖、氨基酸、水溶性维生素)和有机酸、碱等弱电解质的离子型等,通过生物膜转运时,借助载体和酶促系统,可以从膜的低浓度一侧向高浓度一侧转运,其特点有:①逆浓度梯度转运;②需载体和能量参与;③有饱和竞争性抑制现象,也有部位专属性。

3.促进扩散

促进扩散亦称易化扩散,系指需要载体帮助由高浓度侧向低浓度侧扩散或转运的过程。其特点有:不消耗能量,顺浓度梯度转运,转运速率明显超过被动扩散,有饱和现象,可被结构类似物质竞争性抑制。

4.胞饮作用

由于生物膜具有一定的流动性,因此细胞膜可以主动变形而将某些物质摄入细胞或从细胞内释放到细胞外,这称为胞饮作用。胞饮是细胞摄取药物的另一种形式,某些高分子物质,如蛋白质、多肽类、脂溶性维生素和重金属等,可按此方式吸收。

二、影响药物胃肠道吸收的因素

胃肠道由胃、小肠和大肠三部分组成。其中小肠分为十二指肠、空肠和回肠,其内表面有环状褶皱、绒毛和微绒毛,吸收面积极大,所以大多数药物应在小肠释放以获得良好的吸收。但药物在胃肠道的吸收极为复杂,除药物自身因素外,还受多方面因素的影响。

(一)生理因素

1. 消化道及其pH值

大多数药物属于有机弱酸或弱碱,因此吸收部位的pH值往往是决定许多药物能否从胃肠道吸收的关键因素之一。胃肠道的pH值变化较大,通常胃液pH值为1~3,十二指肠液pH值为4~5,空肠的pH值为6~7,大肠的pH值为7~8。从十二指肠向下pH值逐渐上升,有利于弱碱性药物的吸收。此外,某些药物及食物可能对胃液的分泌或中和胃液影响特别大,如抗胆碱药阿托品和溴丙胺太林、脂肪及脂肪酸等均能抑制胃液分泌,制酸药则使pH值升高。

2. 胃排空速率

胃内容物经幽门向小肠排除的过程称为胃排空,单位时间胃内容物的排除量称为胃排空速率。食物的组成和性质、药物因素、身体所处的姿势等因素,会影响胃排空速率。在胃中几乎不吸收而在肠内吸收的药物,其疗效的产生取决于胃排空速率。对起效迅速的药物,如可卡因,延迟胃的排空将延迟镇痛作用的开始。对有些受胃酸和胃酶活性影响不稳定的药物,胃的排空缓慢也影响药物的有效性,如青霉素的降解程度取决于它在胃内停留的时间。对于在胃酸条件下能解离为离子的胺类药物及包肠衣制剂等,胃排空速率对其疗效的影响也是十分重要的。

3. 血液循环

血液具有组织灌流和运送物质的双重作用。当药物的膜透过速率低于血流速率时,膜透过速率为吸收的限速过程。而当血流速率低于膜透过速率时,血流为吸收的限速过程,此时吸收部位运输药物的能力降低,膜两侧的浓度梯度也降低,从而导致药物的吸收减慢。

(二)药物因素

1. 药物的解离常数与脂溶性

由于细胞膜具有脂质膜的特性,因此非离子型的有机弱酸和有机弱碱易吸收,而离子型难吸收。药物的解离程度与环境 pH 值直接相关。同时,吸收速率又与 O/W 分配系数有关。一般是脂溶性愈强吸收愈好,这种关系称为 pH-分配学说。溶液中非离子组分是药物的解离常数与消化道腔液 pH 的函数。

2.溶出速率

在一定溶出条件下,单位时间药物溶解的量为药物的溶出速率。药物以片剂、胶囊、颗粒剂等固体制剂形式给药后,在胃肠道中要经过崩解、分散、溶解才能透过生物膜吸收。因此,对于难溶性药物,溶出是吸收的重要前提。溶出的快慢将直接影响药物的吸收速度和程度。

3.多晶型

化学结构相同的药物,可因结晶条件不同而得到不同的晶型,即多晶型。有机化合物的多晶型现象比较普遍,如 38 种巴比妥药物中有 63% 有多晶型,48 种甾体化合物有 67% 有多晶型。晶型不同,物理性质如密度、熔点、溶解度和溶出速度均有不同。在一定温度与压力下,多晶型中只有一种是稳定型,其熵值最小,熔点最高,溶解度最小,化学稳定性好,但往往低效甚至无效,而其他晶型为亚稳定型,它们最终可转化为稳定型。亚稳定型的熵值高、熔点低、溶解度大,故溶出速度也较快。

(三)剂型因素及其他因素

1.剂型

药物的不同剂型,往往因给药部位和吸收途径各异而导致药物的生物利用度有很大差异,一般口服剂型中生物利用度的高低顺序为:溶液剂>混悬剂>颗粒剂>胶囊剂>片剂>包衣片。

(1)溶液剂:溶液型药剂中药物以分子或离子状态分散,因此口服溶液剂是口服剂型中吸收最快、生物利用度最高的。若制备过程中为了提高药物的溶解度而采用了增溶剂、助溶剂或潜溶剂,则服用这类制剂后会因胃肠内容物的稀释或胃酸的影响而致药物析出。但析出的粒子一般较为细小,仍可快速溶解而吸收;若粒子较大则可能延迟药物的吸收。油溶液中药物的吸收受药物从油相转移到胃肠液中的速率的影响,所以其吸收速度和程度较水溶液差。

(2)乳剂:乳剂具有较好的分散性能,比表面积大,能提高油相药物在胃肠道中的分配速度,有利于药物的溶解吸收。例如,溶于油的药物制成乳剂,分配到水相中的药物数量是影响 O/W 型乳剂吸收的主要因素。此外,乳剂中的乳化剂可以改变黏膜的性能,也可促进药物的吸收。

(3)混悬剂:混悬剂中难溶于水的药物以固体颗粒分散在水中,其吸收速度受溶出速度的限制,而粒度大小对吸收影响很大。水性混悬剂中难溶性药物的吸收虽然比其水溶液慢,但因其具有较好的分散性而比其他固体制剂吸收更快。此外,药物的晶型、附加剂、黏度等因素也会影响其生物利用度。

(4)片剂:片剂是应用最广泛的一种剂型,但其生物利用度存在着诸多问题。主要原因是片剂中含有大量辅料,并经制粒、压片或包衣等处理后表面积显著减小,从而减慢了药物从片剂释放到胃肠液中的速度,影响了药物的吸收。片剂口服后,首先在胃肠道中崩解,分散成细小颗粒,待药物溶出后才能吸收。所以,片剂的崩解和溶出对药物的吸收有着重要影响,因此应严格控制药物的粒度、压片压力、辅料种类和用量等因素。

(5)胶囊剂:胶囊剂制备时不需要施加压力,服用后在胃中快速崩解。囊壳破裂后药物颗粒可迅速分散,药物的释放快、吸收好。影响胶囊剂吸收的因素包括:药物的粒度大小、分散状态、稀释剂的性质、空胶囊的质量等。其中,胶囊壳对药物的溶出有阻碍作用,但这对多数药物影响并不大。

(6)散剂:散剂比表面积大,易分散,服用后可不经过崩解和分散,所以吸收较其他口服固体制剂快,生物利用度高。散剂的粒子大小、溶出度、药物和其他辅料间的相互作用等都可能影响散剂中药物的吸收,但粒度对一些水溶性药物及弱碱性药物影响不大。此外,粒度的选择要结合药物刺激性及稳定性综合考虑。

2.辅料及其他因素的影响

为提高制剂的有效性和稳定性,处方中往往添加了多种辅料。由于辅料不是绝对的无生理活性,所以可能会改变药物的理化性质,也可能会影响制剂中药物在体内的吸收。另外,不同厂家制备同一药物制剂时,由于组方不同,主药或辅料的来源不同,导致制备出的药品口服生物利用度有较大的差异。

对于固体制剂,在制粒过程中制粒方法、颗粒大小与松紧度等的不同均会导致药物的吸收有所不同。在片剂的压制过程中,所施加的压力对溶出速度的影响比较复杂。通常随着压力的增加,颗粒紧密结合,孔隙率减小,药物的溶出速度也减慢;当压力过大时,颗粒可能被压碎成更小的颗粒,甚至使药物结晶破裂,导致表面积增加,溶出速度增加。

三、其他部位的吸收

(一)口腔吸收

口腔黏膜上皮是多层扁平上皮细胞,仅舌表面及口唇部有角化现象。口腔黏膜分布着许多血管,在黏膜内层形成大血管网,口腔吸收后,药物通过颈内静脉到达心脏,随血液循环分布全身,不存在胃肠道吸收后遇到的"首过效应"。口腔每天分泌1~2L唾液,其平均pH值约为6。口腔黏膜上皮细胞膜也由脂质体构成,故能允许脂溶性药物通过,其吸收属于被动扩散机制,与分配系数有很大关系。口腔给药可将舌下片放于舌下,也有将口腔片置于面颊与齿之间的情况,这些片剂中的药物被唾液溶解后,通过口腔黏膜吸收,对于胃酸中灭活或首过效应大的不宜口服的药物,应考虑从口腔吸收。如硝酸甘油是一种酯,其口服后会水解,以致到达循环之前即失效,另一方面也因硝酸甘油脂溶性好,口腔吸收的速度快,能迅速有效解除心绞痛,故以口腔给药最为适宜。

(二)直肠吸收

直肠在大肠的末端,长约20cm,直肠黏膜表面无绒毛、皱褶少,故直肠不是药物吸收的合适部位,但近肛门端血管丰富,却是某些剂型(如栓剂、灌肠剂)的特殊用药部位,吸收效果良好。药物从直肠吸收主要有两条途径:一条是通过直肠上静脉经门静脉进入肝脏进行代谢后再循环至全身;另一条是通过直肠中静脉和直肠下静脉及肛管静脉绕过肝脏直接进入血液大循环。直肠的药物吸收受药物的脂溶性与解离度、溶解度与粒径以及基质等的影响。

(三)注射吸收

注射剂除有时做关节腔内注射或神经阻断以发挥局部作用外,通常发挥全身作用。有些药物或因在消化道分解,或因本质上难以吸收,而只能采用注射给药;相反,也有不少药物不适于注射。药物本身以及注射剂剂型本身,常常影响药物的吸收,药物分子量越大则吸收越慢,分子量相当大的药物,要通过毛细血管壁细孔或实质部分均有困难,只能以淋巴部位作为主要吸收途径,而淋巴循环要比血循环慢得多,淋巴流速只有血浆流速的万分之一。此外,血流的变化对注射部位的药物吸收影响很大。

(四)皮肤吸收

对于药物透皮吸收的途径至今仍有争论,但从皮肤的解剖来看,可有3条解剖途径。①透过完整的表皮:一般认为完整表皮具有类脂膜特性,允许脂溶性药物以非解离型方式透入皮肤,解离型药物较难透入;②通过毛囊、皮脂腺:即经细胞间隙途径,药物进入毛囊口就可能通过毛干或毛囊壁间隙或皮脂腺到角质层以下的部位,再通过囊壁上皮细胞进入真皮或皮下组织;③通过附属器途径:即通过汗腺、毛孔和皮脂腺等进入真皮和皮下组织。

影响皮肤吸收的因素主要包括:

1.皮肤状况

皮肤的应用部位、表皮各层的厚薄粗细、毛孔的多少等与药物的渗透均有关系。一般角质层厚的部位不易透入,儿童皮肤较成人易吸收,黏膜吸收比皮肤要快得多。皮肤的不同部位对于吸收有不同影响,其速度依下列次序增加:足底<前下臂<脚背、颅顶盖<大腿上部及耳郭后部,在毛囊较大或较多的区域吸收较多,而在角质层较厚的部位吸收就减低。

2.药物的理化性质

皮肤吸收药物的量,一般随药物在赋形剂中浓度的增加而增加,仅有少数化合物浓度的增加反而引起吸收速度的显著减少,如较高浓度对皮肤产生腐蚀作用的物质(如苯酚),由于造成人为的屏障(常有明显的痂皮形成)故阻碍了有效的渗透。物质的溶解性能对于渗透生物膜能力有很大的影响,溶于类脂物的物质由于细胞膜含有类脂物故能通过,而水溶性物质需在细胞壁蛋白质离子水合后才能通过。亲油性很大的药物可聚积在角质层而不被吸收。离子型药物比分子型药物吸收慢;分子量与吸收速率存在反比关系,即小分子渗透比大分子快,分子量在3000以上时不渗入,故皮肤吸收仅适用于分子量小的物质。

第三节　药物的分布、代谢和排泄

一、药物的分布

分布系指药物从给药部位吸收进入血液后,由循环系统运送至体内各脏器组织中的过程。分布过程通常很快完成,并可达到可逆的平衡。药物在体内分布后的血药浓度与药理作用有密切联系,不仅决定着药物作用的强度、速度、持续时间,还关系到药物在组织的蓄积和副作用等安全性问题,因此了解药物的体内分布特征具有十分重要的意义。

(一)表观分布容积

表观分布容积系指体内药物分布平衡后,体内药量与血药浓度之比,是将全血或血浆中的药物浓度与体内药量联系起来的比例常数,其计算公式如下:

$$V_d = \frac{D_0}{C_0}$$

式中V_d为表观分布容积;D_0为体内药物总量;C_0为血浆中药物初始浓度。

表观分布容积是假设药物在充分分布的前提下,体内全部药物按血中同样浓度溶解时所需的体液总体积,不是指体内含药物的真实容积,因此没有生理学意义。但表观分布容积与药物的蛋白结合及药物在组织中的分布密切相关,可以用来评价体内药物分布的程度,其单位通常以L或L/kg表示。

(二)影响分布的因素

1.血液循环速度与血管透过性

进入血液循环的药物随血流转运至不同的组织器官中,在血流量丰富的组织器官中,药物的分布迅速且数量较多。此外,药物要进入组织器官中,必须先通过血管壁,再通过细胞膜进入组织细胞。细胞膜为含蛋白质的磷脂双分子层,则药物透过细胞膜的机制与吸收机制一致。

2.药物与血浆蛋白的结合

进入血液中的药物,一部分以游离型存在,另一部分与血浆蛋白结合成药物-血浆蛋白结合物。药物与血浆蛋白结合是一种可逆的过程,有饱和现象。血浆中药物的游离型和结合型之间保持着动态平衡关系。当游离型药物随着转运和消除浓度降低时,一部分结合型药物就转变成游离型药物,使血浆及作用部位在一定时间内保持一定的浓度。

3.药物与组织的结合与蓄积

一般药物与组织结合是可逆的,药物在组织与血液间仍保持着动态平衡关系。当药物对某些组织具有特殊亲和性时,该组织往往起到贮库的作用。此时,药物进入组织的速度大于从组织中解脱进入血液的速度。如连续使用药物,则该组织中药物浓度有逐渐上升的趋势,这种现象称为蓄积。

4.淋巴系统转运

血液循环与淋巴循环共同构成体循环,由于血流速度比淋巴流速度快200~500倍,故药物主要通过血液循环转运。但药物的淋巴系统转运,在以下情况下也是十分重要的:①某些特定物质,如脂肪、蛋白质等大分子物质的转运必须依赖淋巴系统;②传染病、炎症、癌转移等使淋巴系统成为靶组织时,必须使药物向淋巴系统转运;③淋巴循环可使药物不通过肝脏而避免首过效应。分子量在5000以上的大分子物质,经淋巴管转运的选择性很高。分子量在5000以下的低分子物质,几乎全部通过血管转运。当然,由淋巴转运的大分子物质,最后也汇集于血液中。

5.膜扩散速率

许多药物进入血液后,可迅速分布于各组织,但往往难以进入具有生理性屏障的组织,如血脑屏障和胎盘屏障。脑和脊髓毛细血管的内皮细胞被一层致密的神经胶质细胞所包围,形成了连续性无膜孔的毛细血管壁,脑血管的这种结构形成了较厚的脂质屏障,能够有效阻挡水溶性和极性药物透入脑组织。而脂溶性较高的药物,如硫喷妥钠等,却能迅速向脑内转运,这种脑组织对外来物质有选择地摄取的能力称为血脑屏障。在母体循环系统与胎儿循环系统之间,存在着胎盘屏障。胎盘转运机制包括被动转运和主动转运,因为胎儿的脑组织和其他组织相比尚未成熟,血脑屏障也尚未成熟,所以许多药物易于透过胎儿脑内。大部分药物以被动转运机制通过胎盘,非解离型药物脂溶性越大则越易通过。

二、药物的代谢

代谢系指药物在体内发生化学结构变化的过程,即在酶参与下的生物转化过程。药物代谢的临床意义表现在代谢可使药物活性消失、降低、增强或产生毒性代谢物。参与药物代谢的酶通常分为微粒体酶系(主要存在于肝脏)和非微粒体酶系(存在于肝、血液及其他组织)。药物的代谢产物通常比原药物的极性增大、水溶性增强,更适于肾脏排泄和胆汁排泄。多数药物代谢后活性减弱或失去活性,但也有些药物经代谢转变成活性物质,称活化过程。例如,百浪多息转化为磺胺、可待因转化为吗啡等。

药物代谢主要在肝脏内进行。代谢过程通常分为两个阶段:第一个阶段是药物分子被氧化、羟基化、开环、还原或水解,结果使药物结构中引入了羟基、氨基、亚氨基或羧基等极性基团;第二个阶段往往是结合反应,即上述的极性基团与体内的某些成分,如葡萄糖醛酸、硫酸、甘氨酸、醋酸等结合成葡萄糖醛酸苷、硫酸酯或乙酰化物等,进一步增加了药物的极性和水溶性,使其容易从肾脏排泄。某些药物经第一阶段代谢后,其极性已足以使之从肾脏排泄,则不发生第二个阶段反应,如哌啶酸。也有的药物只进行结合反应,然后由肾脏排泄,如甲丙氨酯直接与葡萄糖醛酸结合,也有不少药物不经代谢以原形排泄。除肝脏外,药物代谢也可能在其他部位,如血浆、体液或肠道等处发生。

口服制剂在吸收过程和吸收后进入肝转运至体循环过程中,部分药物代谢,使进入体循环的原形药物量减少的现象,称为首过效应。有首过效应的药物生物利用度低。自消化道吸收的药物由门静脉进入肝脏,在肝细胞内,有的药物随胆汁排出,有的药物被酶转化为代谢产物,这种在肝细胞内随胆汁排出及由药酶转化成代谢产物的药物比例称为肝提取率,它是指药物通过肝脏由门静脉血清除的分数,肝提取率为0~1。影响药物代谢的因素有给药途径、给药剂量和剂型、酶抑或酶促作用、合并用药,以及生理因素(如性别、年龄、种族、个体、疾病、饮食等差别)等。

三、药物的排泄

排泄系指体内原形药物或其代谢物排出体外的过程。肾是药物排泄的主要器官,其次是胆汁排泄,还可经乳汁、唾液、呼气、汗腺等排泄,但排泄量较少。

(一)肾脏排泄

肾脏是人体排泄药物及其代谢物的最重要的器官,药物的肾排泄是肾小球滤过、肾小管分泌和肾小管重吸收的总和。

1.肾小球滤过

血液由入球小动脉进入肾小球,肾小球毛细血管内皮极薄,管壁上有很多直径为6~10nm的小孔,通透性极高。血液中除血红蛋白(分子量66 000以上)不能滤过外,其他分子量小的物质,如药物、无机盐、葡萄糖、氨基酸、尿素、尿酸等可不加选择地全部滤过进入肾小管中。肾小球滤过作用的大小可用肾小球滤过率表示。

2.肾小管重吸收

肾小管重吸收系指被肾小球滤过的药物在通过肾小管时重新转运回到血液的过程。肾小球滤过的水分,99%被重吸收回到血液。溶解于血浆中的机体必需的成分及药物,也同样被反复滤过和重吸收。

3.肾小管分泌

肾小管分泌也是将药物转运至尿中的过程。肾小管的上皮细胞将某些物质从肾小管周围的组织液转运入管腔,该过程称为分泌。肾小管分泌是主动转运过程,需要载体和能量,有饱和与竞争抑制现象。

(二)胆汁排泄

除肾脏排泄外,原形药物及其代谢物也可能由胆汁排泄。向胆汁转运的药物也是一种通过细胞膜的转运现象,转运机制也有被动扩散和主动转运等。从胆汁被动扩散排泄的药物,它的扩散速度受药物分子大小、脂溶性等因素影响,如当药物分子上存在极性强的基团时,胆汁排泄量就较多;分子量在500左右的药物有较大的胆汁排泄率。胆汁排泄的主动转运也有饱和现象和竞争性抑制。通过主动转运从胆汁排泄的药物,随着药量的增大,血药浓度上升,达到饱和现象后,血液中药物的消除时间随着药量的增加而延长。

(三)肠肝循环

肠肝循环系指在胆汁排泄中排出的药物或代谢物在小肠中转运期间重新吸收而

返回门静脉的现象。有肠肝循环的药物在体内能停留较长的时间。这类药物若与某些药物合用,或改变制剂工艺,或因病理原因使肠肝循环情况发生变化,则会立即影响到药效和毒性。

药物的消除包括代谢和排泄。大多数药物从体内的消除符合一级过程,即消除速率与体内药量的一次方成正比,其大小可反映体内药物的消除情况。生物半衰期与消除速率常数(k)相同,也能衡量药物从体内消除的快慢,系指体内药量或血药浓度降低一半所需要的时间,亦称为消除半衰期($t\frac{1}{2}$)。如果药物以某一速率消除,则 $t\frac{1}{2}=0.693/k$。在相当于6倍$t\frac{1}{2}$的时间内,如按固定时间间隔给药,血药浓度可达到一个相对平稳的状态,即给药后在6倍$t\frac{1}{2}$的时间内大部分药物已消除,因此可指导临床用药时的给药时间间隔。

第二章

呼吸系统药物

第一节 平喘药

一、硫酸沙丁胺醇

(一)别名

爱纳灵,舒喘灵,喘乐宁,万托林。

(二)作用与特点

硫酸沙丁胺醇为 β_2 肾上腺素受体激动药,能选择性作用于支气管平滑肌 β_2 肾上腺素受体,其作用机制部分是通过激活腺苷酸环化酶,增加细胞内 cAMP 的合成,从而松弛平滑肌。在治疗哮喘剂量下,本药对心脏的激动作用较弱。

(三)适应证

适用于治疗支气管哮喘或喘息型支气管炎等并发支气管痉挛的呼吸道疾病。

(四)用法与用量

缓释胶囊:成人推荐剂量为每次 8mg,每日 2 次,口服;儿童用量酌减。

(五)不良反应与注意事项

较常见的不良反应为震颤、恶心、心悸、头痛、失眠,较少见头晕、目眩、口咽发干。高血压病、冠状动脉供血不足、糖尿病、甲状腺功能亢进、心功能不全、妊娠初期患者慎用。长期使用可形成耐药性,不仅疗效降低,且有加重哮喘的危险。老年人及对肾上腺素受体兴奋药敏感者慎用,使用时应从小剂量开始逐渐加大剂量。

(六)药物相互作用

同时应用其他肾上腺素受体激动药者,本药作用可加强,不良反应也可能加重。合用茶碱类药时,可增加松弛支气管平滑肌的作用,也可能增加不良反应。

(七)制剂与规格

缓释胶囊:4mg,8mg。

二、富马酸福莫特罗

(一)别名

安通克。

(二)作用与特点

本药为 β_2 受体兴奋性支气管扩张剂,其支气管扩张作用是强有力而持续的,此外还具有抗过敏作用及肺水肿抑制作用(抑制毛细血管通透性的增加),用于治疗支气管哮喘等慢性闭塞性肺部疾病。口服后,血药浓度在 0.5~1 小时后达到峰浓度,$t\frac{1}{2}$约为2小时。

(三)适应证

缓解由下列疾病造成的呼吸道闭塞性障碍所引起的呼吸困难等多种症状,如支气管哮喘,急、慢性支气管炎,喘息性支气管炎,肺气肿。

(四)用法与用量

成人每日 80~160μg,分2次口服,也可适当增减剂量。儿童每日 4μg/kg,分2~3次口服。

(五)不良反应与注意事项

可引起循环系统、神经和精神系统、消化系统不良反应。甲状腺功能亢进、高血压病、心脏疾病和糖尿病患者慎用。高龄患者应适当减少剂量。妊娠女性或有可能妊娠的女性慎用。

(六)制剂与规格

干糖浆:20μg/0.5g。片剂:40μg。

三、盐酸班布特罗

(一)别名

帮备。

(二)作用与特点

班布特罗是肾上腺素 β_2 受体激动药特布他林的前体药物,主要是激活 β_2 受体,因而对支气管平滑肌产生松弛作用,抑制内源性致痉物的释放,并且抑制由内源性递质引起的充血水肿,以及增加黏液纤毛的清除能力。口服本品1次剂量的20%被体内吸收,吸收后在血浆胆碱酯酶的作用下转化成活性物质特布他林,班布特罗给予剂量的10%转化成特布他林。活性代谢产物特布他林有效作用至少持续24小时。口服班布特罗的血液 $t_{1/2}$ 约为13小时,活性代谢产物特布他林的血浆 $t_{1/2}$ 为12小时,班布特罗及其代谢产物(包括特布他林)主要经肾脏排泄。

(三)适应证

支气管哮喘、慢性支气管炎、肺气肿及其他并发支气管痉挛的肺部疾病。

(四)用法与用量

成人推荐起始剂量为10mg,部分患者可能需要20mg,每日睡前服用1次。

(五)不良反应与注意事项

可引起震颤、头痛、心悸,个别患者可出现皮疹。对拟交感神经胺类敏感性增加的患者慎用本药。糖尿病患者服用本药时建议调整降糖药物。严重肝肾功能不全患者剂量必须个体化。妊娠期前3个月慎用。肥厚性心肌病患者禁用。

(六)药物相互作用

与皮质类固醇或利尿药等合用时易致低钾血症。与琥珀酸胆碱等肌肉松弛药合用可延长其肌肉松弛作用。 β 受体阻断药,尤其是非选择性 β 受体阻断药,可部分或完全抑制 β 受体激动药的作用。

(七)制剂与规格

片剂:10mg。

四、硫酸特布他林

(一)别名

博利康尼,喘康速。

(二)作用与特点

本药是高选择性 β_2 受体激动药,作用于支气管平滑肌的 β_2 受体,扩张支气管;稳定肥大细胞,抑制其释放炎性递质;缓解支气管黏膜水肿及提高支气管黏膜纤毛上皮的廓清能力。在体内主要是与硫酸结合,以硫化物的形式排出体外,无活性代谢产物形成。

(三)适应证

支气管哮喘、慢性支气管炎、肺气肿及其他肺部疾病引起的支气管痉挛。

(四)用法与用量

干粉吸入剂:剂量应个体化,成人及12岁以上儿童24小时总剂量不应超过6mg,3~12岁儿童24小时总剂量不应超过4mg。

(五)不良反应与注意事项

偶见震颤、痉挛和心悸,β_2受体激动药或会引起低钾血症。对拟交感胺易感性增高者慎用,糖尿病患者用药时建议检查血糖。妊娠初期慎用。心肌肥厚患者禁用。

(六)药物相互作用

与黄嘌呤衍生物、类固醇、利尿药等合用时应监测血清钾浓度。β受体阻断药,尤其是非选择性型可部分或完全抑制本药的效用。

(七)制剂与规格

干粉吸入剂:500mg×200吸。片剂:2.5mg。注射剂:0.25mg/mL。

五、非诺特罗氢溴化物

(一)别名

备劳特。

(二)作用与特点

本药是一种高效支气管扩张药,用于治疗支气管哮喘和其他可逆性气管狭窄,如慢性阻塞性支气管炎或并发肺气肿。本药也可用于预防运动造成的支气管痉挛,其活性成分非诺特罗氢溴化物可促进气道的廓清机制。

(三)适应证

急性哮喘发作,预防运动诱发性哮喘。支气管哮喘及其他可逆性气管狭窄,如慢性阻塞性支气管炎的对症治疗。

(四)用法与用量

雾化吸入液:14岁以上患者急性哮喘发作剂量为0.1mL,严重病例可用0.25mL,极严重病例可用0.4mL;运动诱发性哮喘的预防每次0.1mL,4次/天;支气管哮喘及其他可逆性气管狭窄每次0.1mL,最多4次/天;6~14岁儿童急性哮喘发作0.05~0.1mL,严重病例可用0.2mL,极严重病例可应用0.3mL;6岁以下儿童每次50μg/kg,最多3次/天。

(五)不良反应与注意事项

可引起骨骼肌轻微震颤,焦虑。少见心动过速、眩晕、心悸或头痛。高敏患者偶见有局部刺激或变态反应。与其他支气管扩张剂合用,可有咳嗽,极少见反常支气管收缩。可能出现低钾血症。未控制的糖尿病、近期心肌梗死或严重器质性心血管疾病、甲状腺功能亢进患者慎用。长期大剂量使用β₂受体激动药控制气管阻塞症状,可引起疾病控制能力的下降。妊娠期间慎用。

(六)药物相互作用

与β肾上腺素能兴奋药、抗胆碱能药物、黄嘌呤类衍生物及糖皮质激素合用,可加强本药药效。与其他拟β肾上腺素能药物合用可增加全身吸收的抗胆碱能药物及黄嘌呤类药物的不良反应。与祛痰药物和色甘酸钠合用的不良作用尚未确定。合用β受体阻断药可能导致本品药效的显著降低。

(七)制剂与规格

雾化吸入液:0.5%×20毫升/瓶。

六、盐酸丙卡特罗

(一)别名

美普清,美喘清,美普定,扑哮息敏,曼普特。

(二)作用与特点

本药具有明显的支气管扩张作用,作用时间长,对β₂受体选择性高,故有明显的抗过敏作用,并可促进支气管黏膜纤毛运动。本药可迅速由胃肠道吸收,1~2小时后在血浆、组织及器官中达到峰浓度,在肝、肾及主要代谢器官的浓度最高,在支气管及靶器官的浓度也很高,但在中枢及末梢神经系统的浓度则很低。本药主要在肝脏及小肠中代谢,而由尿液及粪便排出,在体内主要器官无蓄积。

(三)适应证

支气管哮喘,喘息性支气管炎,伴有支气管反应性增高的急性支气管炎,慢性阻塞性肺部疾病。

(四)用法与用量

成人:每次50μg,1~2次/天,早晨及就寝前口服。6岁以上儿童:每次25μg,1~2次/天。6岁以下儿童:1.25μg/kg。可适当增减剂量。

(五)不良反应与注意事项

偶有心悸、面色潮红、肌颤、头痛、眩晕、耳鸣、口渴、恶心及胃部不适、皮疹、周身倦怠、鼻塞。甲状腺功能亢进、高血压、心脏病和糖尿病患者慎用。妊娠女性慎用。

（六）药物相互作用

不宜与肾上腺素及异丙肾上腺素等儿茶酚胺类药物合用。

（七）制剂与规格

糖浆：5μg/mL×30mL。片剂：25μg。

七、茶碱

（一）别名

舒氟美，葆乐辉，茶喘平，优喘平。

（二）作用与特点

茶碱具有抑制磷酸二酯酶的作用，能减慢环磷酸腺苷的水解速度，增加它在细胞内的浓度，促使平滑肌松弛，并能直接作用于支气管平滑肌与肺血管，促使其松弛，解除支气管痉挛，增加血流量和肺活量；此外，茶碱还有增加心肌收缩力和轻微的利尿作用。

（三）适应证

支气管哮喘，心源性哮喘和水肿。

（四）用法与用量

口服。普通片：每次0.25g，每日3~4次。缓释片：每次100~200mg，2次/天。

（五）不良反应与注意事项

轻度胃肠道不适。本品可通过胎盘屏障，也能分泌入乳汁，因此妊娠女性、产妇及哺乳期女性慎用。新生儿及55岁以上患者慎用。

（六）药物相互作用

不宜与红霉素合用。

（七）制剂与规格

缓释片：100mg。片剂：0.25g。

八、丙酸倍氯米松

（一）别名

必可酮、必酮碟。

（二）作用与特点

本品是一种强效局部用糖皮质激素，能增强内皮细胞、平滑肌细胞和溶酶体膜的稳定性，抑制免疫反应和减少抗体合成，从而使组胺等过敏活性物质的释放减少和活性降低,并能减轻抗原抗体结合时激发的酶促过程,抑制支气管收缩物质的合成和释放,抑制平滑肌的收缩反应。气雾吸入后,通过肺部吸收,随后经肝脏迅速灭活,$t\frac{1}{2}$约为5小时。主要通过粪便及尿排泄。常规治疗剂量下不呈现全身作用。

(三)适应证

支气管哮喘,特别是支气管扩张药或其他平喘药(如色甘酸钠)不足以控制哮喘时,以及依赖激素治疗的哮喘患者。

(四)用法与用量

成人:每次400~1000μg,2~4次/天。儿童:每次50~100μg,2~4次/天。

(五)不良反应与注意事项

极少数患者有鼻、咽部干燥感和不适。偶见声音嘶哑,长期应用可能发生口腔咽部白色念珠菌感染。慎用于活动性或静止期肺结核患者。长期用药后,停药时应逐渐减量。妊娠女性慎用。

(六)制剂与规格

气雾剂:50毫克/喷,250毫克/喷。

九、丙酸氟替卡松

(一)别名

辅舒酮。

(二)作用与特点

吸入推荐剂量的丙酸氟替卡松,在肺部产生强效糖皮质激素的抗炎作用,从而减轻哮喘的症状和阻止哮喘的恶化,而无全身用糖皮质激素所见的不良反应。本品静脉给药后血浆$t\frac{1}{2}$约为3小时,主要由肝代谢。

(三)适应证

成人预防性治疗轻度、中度及严重哮喘。需要预防性治疗的哮喘儿童。

(四)用法与用量

个体化剂量。

(五)不良反应与注意事项

可引起口腔和咽部白色念珠菌感染(真菌性口腔炎),可能出现支气管痉挛。需要吸入高剂量的糖皮质激素时,应进行医疗监护。少数成年人在长期吸入推荐的最大日剂量后,可能出现某些全身作用。活动性或静止期肺结核患者使用本品时必须特别小心。不应突然中断丙酸氟替卡松吸入治疗。

(六)制剂与规格

气雾剂:125毫克×60揿。

十、孟鲁司特钠

(一)别名

顺尔宁。

(二)作用与特点

孟鲁司特钠是一种口服有效的选择性白三烯受体拮抗药,能特异性抑制半胱氨酸白三烯受体。

(三)适应证

适用于成人和儿童哮喘的预防和长期治疗,包括预防白天和夜间的哮喘症状,治疗对阿司匹林敏感的哮喘患者以及预防运动引起的支气管收缩。

(四)用法与用量

15岁及以上患者每日10mg,睡前服用。6~14岁患者每日5mg。患者应长期服用本药,不管是在哮喘控制阶段还是恶化阶段。

(五)不良反应与注意事项

本药一般耐受性良好,不良反应较轻微,主要为头痛。

(六)药物相互作用

可与其他常规用于预防及长期治疗哮喘的药物合用。与茶碱、泼尼松、泼尼松龙、口服避孕药(炔雌醇)、特非那定、地高辛和华法林合用无药动学影响。可与支气管扩张药合用,在临床症状明显改善时(通常在首次用药后),可适当减少支气管扩张药用量。与吸入皮质类固醇制剂合用能增强疗效,可适当逐渐减少皮质类固醇用量。

(七)制剂与规格

咀嚼片:5mg。

十一、扎鲁司特

(一)别名

安可来,扎非鲁卡。

(二)作用与特点

本品为多肽性白三烯产物的超敏性慢反应物质受体拮抗剂,竞争性抑制白三烯活性,有效预防因血管通透性增加而引起的气管水肿,抑制气管嗜酸性粒细胞浸润,减少气管收缩和炎症,减轻哮喘症状。本品选择性强,长期服用能持久缓解气管阻塞。口服吸收好,达血药峰值时间约为3小时。血浆蛋白结合率约99%。代谢完全,$t_{1/2}$约10小时。

(三)适应证

预防和治疗哮喘。

(四)用法与用量

12岁以上成人口服每次20mg,每日2次。须在医生指导下服用。

(五)不良反应与注意事项

可有头痛、胃肠道反应、荨麻疹及血管性水肿等过敏性反应。偶见转氨酶升高,老年患者感染率增加等。一般症状较轻微。本品不宜用于解除哮喘急性发作时的支气管痉挛,不宜替代突然停用的糖皮质激素疗法。不推荐用于肝功能不良患者。不宜与食物同服。

(六)药物相互作用

阿司匹林可升高本品血浆浓度约45%。红霉素、茶碱及特非拉丁可下降本品血浆浓度。合用氯雷他啶能增效,合用华法林可导致出血倾向。

(七)制剂与规格

片剂:20mg。

十二、异丙托溴铵

(一)别名

异丙托溴铵。

(二)作用与特点

对支气管平滑肌具有较高选择性的强效抗胆碱药,松弛支气管平滑肌作用较强,对呼吸道腺体和心血管系统的作用不明显。其扩张支气管的剂量仅及抑制腺体分泌和加快心率剂量的5%~10%。本品为季铵盐,口服不宜吸收。气雾吸入后约5分钟起效,30~60分钟作用达峰值,维持4~6小时。

(三)适应证

防治支气管哮喘和哮喘型慢性支气管炎,尤适用于因用β受体激动药产生肌肉震颤、心动过速而不能耐受此类药物的患者。

(四)用法与用量

气雾吸入,每次40~80μg,每日4~6次。

（五）不良反应与注意事项

少数患者吸药后有口苦或口干感。

（六）药物相互作用

本品与β受体激动药合用可相互增强疗效,如与非诺特罗配伍制成气雾药用于哮喘、慢性支气管炎和肺气肿。

（七）制剂与规格

气雾剂:含药0.025%。

十三、氨茶碱

（一）作用与特点

本品为茶碱和乙二胺的复合物,含茶碱77%~83%。乙二胺可增加茶碱的水溶性,并增强其作用。主要作用为松弛支气管平滑肌,抑制过敏递质释放,在解痉的同时还可减轻支气管黏膜的充血和水肿。增强呼吸肌的收缩力,减少呼吸肌疲劳。增强心肌收缩力,增加心排血量,低剂量一般不加快心率。舒张冠状动脉、外周血管和胆管。增加肾血流量,提高肾小球滤过率,减少肾小管对钠和水的重吸收,有利尿作用。口服吸收完全,生物利用度96%。用药后1~3小时血浆浓度达峰值,血浆蛋白结合率约60%。80%~90%的药物在体内被肝脏的混合功能氧化酶代谢,$t\frac{1}{2}$为7~11小时。

（二）适应证

支气管哮喘和哮喘型慢性支气管炎,急性心功能不全和心源性哮喘,胆绞痛。

（三）用法与用量

口服:成人常用量,每次0.1~0.2g,每日0.3~0.6g,1次口服最大耐受量0.5g。肌内注射或静脉注射:成人常用量,每次0.25~0.5g,每日0.5~1g;小儿每次2~3mg/kg。直肠给药、栓剂或保留灌肠:每次0.3~0.5g,每日1~2次。

（四）不良反应与注意事项

本品局部刺激作用强。口服可致恶心、呕吐。宜饭后服药。肌内注射可引起局部红肿、疼痛。静脉滴注过快或浓度过高,可强烈兴奋心脏,引起头晕、心悸、心律失常、血压剧降,严重者可致惊厥,故必须稀释后缓慢注射。中枢兴奋作用可使少数患者发生激动不安、失眠等。急性心肌梗死并发血压显著降低者忌用。

（五）药物相互作用

酸性药物可增加其排泄,碱性药物减少其排泄。西咪替丁、红霉素、四环素可使其半寿期延长,因此血药浓度可高于正常,易致中毒。苯妥英钠使其代谢加速,血药浓度低,应酌增用量。静脉输液时,应避免与维生素C、促皮质素、去甲肾上腺素、四环素族盐酸盐配伍。

(六)制剂与规格

片剂(普通片,肠溶片):0.05g、0.1g、0.2g。肌内注射用:0.125g/2mL、0.25g/2mL、0.5g/2mL。静脉注射用:0.25g/10mL。栓剂:0.25g。

十四、布地奈德

(一)别名

布地缩松。

(二)作用与特点

本品为非卤代糖皮质激素。临床研究证明,吸入本品对肺有局部抗炎作用而无糖皮质激素的全身作用。

本品对支气管哮喘有良好疗效,且长期治疗耐受性良好。

(三)适应证

用支气管扩张药或抗变态反应药未能很好控制的支气管哮喘。

(四)用法与用量

吸入:成人200μg,每日2次,早晨及晚间用。在哮喘严重期,每日剂量可增加到1200μg。已充分控制的患者日剂量可减到400μg以下,但不得降到200μg以下。儿童50~200μg,每日2次。

(五)不良反应与注意事项

偶见咽部轻度刺激及声嘶。某些患者因药物沉积于口腔而引起口部及咽部念珠菌病。使用特别设计的吸入器可使口腔内的药物沉积减少而降低其发生率。局部抗菌药治疗多数有效而不需停用本品;慎用于肺结核及气道有真菌或病毒感染的患者。避免于妊娠期给药。依赖口服激素的患者改用本品治疗应特别注意,应在相对稳定期开始用本品治疗,且在10天之内合用以前所用的口服激素和本品,此后可逐渐减少口服糖皮质激素的剂量,每周可减少泼尼松龙1mg/d,直到口服剂量减到与本品合用可使呼吸容量稳定的最低水平。在严重感染、创伤及外科手术等应激状态时应增加口服激素的剂量。并发痰液黏稠及壅塞的急剧恶化,应在短期内补充口服糖皮质激素。由口服疗法改为本品可引起激素全身作用下降,使变态反应或关节炎症状出现,如鼻炎、湿疹以及肌肉和关节疼痛。对这些症状应进行专门治疗。

（六）制剂与规格

气雾剂：每揿1次200μg，含100次剂量；或每揿1次50μg，含200次剂量。

十五、沙丁胺醇

（一）别名

舒喘灵，嗽必妥，索布，阿布叔醇，舒喘宁，柳丁氨醇。

（二）作用与特点

本品化学结构与异丙肾上腺素近似，为选择性β_2受体激动药，作用与异丙肾上腺素相当或略强。在气管内吸收较慢，而且不被酶破坏，所以作用较强而持久。本品还有呼吸中枢兴奋作用，因此，对由心肌缺血所致的应激性增高的患者比较安全。

（三）适应证

用于治疗喘息性支气管炎、支气管哮喘、肺气肿的支气管痉挛。

（四）用法与用量

1.口服：片剂，成人每次2~4mg，每日3~4次；儿童2~6岁，每日1~2mg；6~12岁，每日2mg，分3~4次服。缓释片，每次8mg，每日2次。

2.雾化吸入，每次揿1~2下，24小时内不宜超过8次。

3.注射剂，用于哮喘持续状态，100~200mg于1分钟内静脉注射完毕。

（五）不良反应与注意事项

偶见多汗、头晕和手指细震颤。久用可发生耐受性。本品不宜与普萘洛尔同服；心率加快严重者应停药；心血管功能不全、高血压患者慎用。

（六）制剂与规格

片剂：2mg。缓释片：每片8mg（红色层为速效部分，白色层为缓释部分）。注射剂：0.4mg/2mL。气雾剂：每瓶可喷200下，每下喷出100μg，每瓶20mg。

第二节　祛痰药

一、氯化铵

（一）作用与特点

本品具祛痰作用，口服后刺激胃黏膜的迷走神经末梢，引起轻度的恶心，反射性地引起气管、支气管腺体分泌增加，部分氯化铵吸收入血后，经呼吸道排出，由于盐类的渗透压作用而带出水分,使痰液稀释,易于咳出。此外本品还能增加肾小管氯离子浓度,从而增加钠和水的排出,具利尿作用。同时本品可酸化体液和尿液。

(二)适应证

祛痰、碱血症、酸化尿液。

(三)用法与用量

口服:成人每次0.3~0.6g,每日3次;儿童每日30~60mg/kg。

(四)不良反应与注意事项

肝、肾功能不全及溃疡病患者慎用;应用过量或长期服用易致高氯酸血症,代谢性酸血症患者忌用。

(五)制剂与规格

片剂:0.3g。

二、盐酸溴己新

(一)别名

必嗽平,溴己铵。

(二)作用与特点

本品为黏痰溶解剂,能裂解痰中多糖纤维素和黏蛋白,使痰黏稠度下降,也有镇咳作用。自胃肠道吸收快而完全,口服吸收后1小时血药浓度达峰值。绝大部分的代谢产物随尿排出,粪便仅排出极小部分。

(三)适应证

适用于慢性支气管炎、哮喘及支气管扩张症痰液黏稠不易咳出患者。

(四)用法与用量

口服:成人每次8~16mg,每日3次;儿童每次4~8mg,每日3次。

(五)不良反应与注意事项

少数患者口服后可感胃部不适。偶见转氨酶升高。消化性溃疡、肝功能不良者慎用。

(六)药物相互作用

与四环素族抗生素合用,可增加抗菌疗效。

(七)制剂与规格

片剂:8mg。注射剂:4mg/2mL。

三、盐酸氨溴索

(一)别名

沐舒坦,安普索。

(二)作用与特点

本品为黏液溶解剂,能增加呼吸道黏膜浆液腺的分泌,减少黏液腺分泌,从而降低痰液黏度,促使肺表面活性物质的分泌,增加支气管纤毛运动,使痰液易于咳出。口服本品75mg后,约4小时血药浓度达峰值,为(163.1±16.6)ng/mL,并从血液向组织迅速分布,以肺、肝、肾分布较多;血浆蛋白结合率90%;本品主要经过肝脏代谢;$t\frac{1}{2}$为7小时,主要从尿中排泄。

(三)适应证

适用于急、慢性呼吸道疾病,如急、慢性支气管炎、支气管哮喘、支气管扩张、肺结核等引起的痰液黏稠、咳痰困难。

(四)用法与用量

缓释胶囊:成人每日1次,每次75mg,饭后口服;儿童剂量酌减。

(五)不良反应与注意事项

可有上腹部不适、食欲缺乏、腹泻,偶见皮疹。妊娠女性及哺乳期女性慎用。对本品过敏者禁用。

(六)药物相互作用

应避免同服强力镇咳药。

(七)制剂与规格

缓释胶囊:75mg。

第三节 镇咳药

一、复方甘草

(一)别名

布朗合剂,棕色合剂。

(二)作用与特点

本品中所含阿片酊具有中枢性镇咳、镇痛、镇静作用;甘草流浸膏和甘油有保护黏膜作用;其他有效成分如硝酸乙酯醇、酒石酸锑钾等具有祛痰作用;樟脑有祛痰祛风作用。

(三)适应证

主要用于上呼吸道感染和急性支气管炎初期的镇咳、祛痰。

(四)用法与用量

口服:成人每次 10mL(或 3~5 片),每日 3~4 次。儿童每次为年龄×1mL,每次不超过 6mL(或每次 1~3 片),每日 3 次。

(五)不良反应与注意事项

大剂量长期口服,可致水肿、血压升高,原有此类疾患的患者慎用。片剂宜嚼碎或含化服用。

(六)制剂与规格

片剂:0.3g,0.5g。合剂:100mL。

二、枸橼酸喷托维林

(一)别名

咳必清,维静宁。

(二)作用与特点

本品为非药物依赖性的中枢镇咳药,对呼吸道黏膜有局部麻醉作用,故兼有外周镇咳效果,还具有松弛支气管平滑肌、降低气管阻力、减弱咳嗽反射等作用。

(三)适应证

适用于呼吸道炎症引起的无痰干咳。儿童用药疗效较好。

(四)用法与用量

口服:成人每次 25mg,每日 3~4 次;5 岁以上儿童每次 6.25~12.5mg,每日 2~3 次。

(五)不良反应与注意事项

本品毒性低,偶有口干、恶心、腹胀等症状。因有阿托品样作用,故青光眼患者、心功能不全并发肺瘀血者忌用。痰多者不宜使用。

(六)制剂与规格

片剂:25mg。

第三章

消化系统药物

第一节　助消化药

一、胰酶

(一)作用与特点

为多种酶的混合物,主要为胰蛋白酶、胰淀粉酶和胰脂肪酶。本品在中性或弱碱性环境中活性较强,促进蛋白质和淀粉的消化,对脂肪亦有一定的消化作用。

(二)适应证

主要用于消化不良、食欲缺乏及肝、胰腺疾病引起的消化障碍。

(三)用法与用量

每次 0.3~0.6g,每日 3 次,饭前服。

(四)不良反应与注意事项

不宜与酸性药物同服。与等量碳酸氢钠同服可增加疗效。

(五)制剂与规格

肠溶片:0.3g,0.5g。

二、慷彼申片

(一)作用与特点

本品可取代和补充人体本身分泌之消化酶,刺激胃和胰之天然分泌,对食物的消化有重要作用。米曲菌酶促使蛋白质及糖类在胃及十二指肠降解。在空肠及回肠中释放出的胰酶继续完成食物蛋白质、糖类及脂肪的降解。本品所包含的植物性酶和动物性胰酶,能在任何不同的酸碱度中发挥其最佳的效果。

(二)适应证

肠胃之消化酶不足,消化不良,受胆囊、肝或胰腺病影响而引起的消化失常。其他药物所引起的肠胃不适。高龄所致消化功能衰退。促进病后初愈,尤其是传染病或手术后的消化功能障碍,促进食物吸收,帮助咀嚼功能受限或食物限制等特种病情之消化能力的提升。

(三)用法与用量

每次1~2片,进食时服用。如未见效,剂量可加倍。

(四)不良反应与注意事项

急性胰腺炎和慢性胰腺炎的急性发作期禁用。

(五)制剂与规格

糖衣片:每片含胰酶220mg、脂肪酶7400U、蛋白酶420U、淀粉酶7000U、米曲菌中提取的酶120mg、纤维素酶70U、蛋白酶10U、淀粉酶170U。

第二节　胃肠解痉药

一、枸橼酸阿尔维林

(一)别名

斯莫纳。

(二)作用与特点

枸橼酸阿尔维林为罂粟碱的人工合成衍生物,直接作用于平滑肌。其作用机制为影响离子通道的电位敏感度与磷酸肌醇代谢途径等。本药对平滑肌作用的选择主要在胃肠道、生殖泌尿器官,因此适用于不宜使用抗胆碱药物的患者。本药在正常剂量下几乎不影响气管或血管平滑肌,其作用浓度不受诱发物作用机制不同而改变。本药口服吸收后,其代谢物主要由尿道排出。

(三)适应证

缓解平滑肌痉挛,如肠易激综合征或憩室疾病等引起的疼痛、痛经、子宫痉挛及尿道痉挛。

(四)用法与用量

12岁以上患者每次60~120mg,每日3次。用水吞服,勿咀嚼。

(五)不良反应与注意事项

一般治疗剂量下几乎无不良反应。过量服用可能会出现中枢神经系统兴奋的症状和低血压。可按阿托品中毒进行处理。对于出现低血压的患者,可行支持疗法。妊娠前3个月慎用。

(六)制剂与规格

胶囊:60mg。

二、颠茄

(一)作用与特点

本品为阻断M胆碱受体的抗胆碱药,作用与阿托品相似,但药效较弱。

(二)适应证

主要用于轻度胃肠绞痛和消化性溃疡,以及胆绞痛、痛经、夜间遗尿等。

(三)用法与用量

颠茄酊剂:口服,每次0.3~1mL,每日3次。复方颠茄片:口服,每次1~2片,每日3次。

(四)不良反应与注意事项

常用量很少有不良反应,大剂量可出现阿托品样反应。长期服用复方颠茄片,可对所含的苯巴比妥产生药物依赖性。青光眼和对所含药物过敏者禁用。高血压病、心脏病、甲状腺功能亢进、肝肾功能损害、胃肠阻塞性疾病等患者慎用。

(五)药物相互作用

与可待因或美沙酮等配伍时可发生严重便秘,导致麻痹性肠梗阻或尿潴留。与制酸剂或吸附性泻药配伍,可使本品吸收减少。故两者应隔开1小时服用。

(六)制剂与规格

浸膏剂:含生物碱1%。酊剂:含生物碱0.03%。

三、匹维溴铵

(一)别名

得舒特。

(二)作用与特点

本品是第一个对胃肠道有高度选择性解痉作用的钙拮抗药。它通过抑制钙离子流入肠壁平滑肌细胞,防止肌肉过度收缩而发挥解痉作用。而对心血管平滑肌细胞的亲和力很低,不会引起血压变化。本品能消除肠平滑肌的高反应性,并增加肠道蠕动能力。本品为高极性化合物,口服吸收差,仅不足10%剂量的药物进入血液,并几乎全部与血浆蛋白结合。口服100mg,0.5~3小时后达血药浓度峰值,$t\frac{1}{2}$为1.5小时。代谢迅速,主要经肝、胆从粪便排出体外。

(三)适应证

本品主要用于治疗与肠易激综合征有关的腹痛、排便紊乱、肠道不适,以及与肠道功能性疾患有关的疼痛和钡灌肠前准备等。

(四)用法与用量

口服,每次50mg,每日3次,必要时每日可增至300mg。胃肠检查前用药,每次100mg,每日2次,连服3天,以及检查当天早晨服100mg。切勿嚼碎,于进餐前整片吞服。

(五)不良反应与注意事项

本品耐受性良好,少数患者可有腹痛、腹泻或便秘。偶见皮疹、瘙痒、恶心和口干等。儿童与妊娠女性禁用。

(六)制剂与规格

片剂:50mg。

四、硫酸阿托品

(一)作用与特点

本品是由颠茄、洋金花、莨菪等生药中提取而得的生物碱,为阻断M胆碱受体的抗胆碱药,可用于胃肠道痉挛引起的疼痛、胆绞痛、胃及十二指肠溃疡、胰腺炎及肾绞痛等。本品通过阻断平滑肌和腺体的胆碱受体而解除平滑肌痉挛,这种作用与平滑肌的功能状态有关。治疗时,对正常活动的平滑肌影响较小,而在平滑肌过度活动或痉挛时,则有显著解痉作用,故称之为平滑肌解痉药。此外,较大剂量可抑制胃酸分泌,但对胃酸浓度及胃蛋白酶和黏液的分泌影响很小。

(二)适应证

缓解内脏绞痛,包括胃肠痉挛引起的疼痛、肾绞痛、胆绞痛、胃及十二指肠溃疡。有时用于治疗胰腺炎。

(三)用法与用量

解除胃痉挛:口服,每次0.3~0.6mg,每日2~3次。解痉止痛的极量为每次1mg,每日 3mg。

（四）不良反应与注意事项

有口干、无汗、散瞳、睫状肌麻痹、心动过速、便秘、急性尿潴留等不良反应，偶有皮肤反应，继续用药和（或）减少用量，其中有些反应可以耐受，但疗效可能降低。中毒剂量时可出现严重口干，伴有烧灼样感觉。此外有吞咽困难、恶心、呕吐、怕光、面红、发热、白细胞增多、皮疹、心动过速、血压降低或升高。有严重肠道炎症和缺血或阿米巴结肠炎患者，可以发生梗阻和中毒性巨结肠症。大剂量可引起中枢兴奋症状，如烦躁、兴奋、谵妄、幻觉、震颤等，最后导致抑制以及延脑麻痹而死亡。儿童对抗胆碱药比较敏感，容易中毒。抗胆碱药禁用于反流性食管炎，因能降低胃和食管运动以及松弛食管下端括约肌，延缓胃的排空和促进胃的滞留，从而使反流加剧。对于前列腺肥大、幽门梗阻、伴有心动过速的充血性心力衰竭等患者均应慎用。此外，因扩瞳而可能诱发闭角型青光眼，尤以注射给药容易引起，口服则少见。但对用缩瞳药治疗的开角型青光眼患者，仍可应用抗胆碱药。

（五）药物相互作用

与 H_2 受体阻断药、抗酸药合用，能有效抑制胃酸夜间分泌，缓解持续性溃疡疼痛和顽固性胃泌素瘤患者的症状。抗酸药能干扰胆碱药的吸收，两者宜分开服用。

（六）制剂与规格

片剂：0.3mg。

第三节　止吐药、催吐药及促胃肠动力药

一、马来酸曲美布汀

（一）别名

舒丽启能。

（二）作用与特点

本品为胃肠运动节律调节剂，具有胃运动调节作用、消化系统推进性运动的诱发作用、胃排空功能的改善作用、肠运动的调节作用、食管下端括约肌的调节作用、对消化道平滑肌的直接作用以及末梢性镇吐作用。口服 100mg 本品 30 分钟后，马来酸曲美布汀血药浓度达峰值 32.5~42.3ng/mL，$t_{1/2}$ 为 2 小时。马来酸曲美布汀在体内代谢后由尿排出。

（三）适应证

慢性胃炎引起的胃肠道症状（腹部胀满感、腹痛、恶心、嗳气）。肠易激综合征。

（四）用法与用量

慢性胃炎常用剂量为100mg，3次/天。肠易激综合征常用剂量为100~200mg，3次/天。可酌情增减剂量。

（五）不良反应与注意事项

主要不良反应为腹泻、便秘和口渴。偶有口内麻木感、心动过速、困倦、眩晕、倦怠、头痛、肝功能异常、变态反应。

（六）制剂与规格

薄膜包衣片：100mg。

二、多潘立酮

（一）别名

吗丁啉。

（二）作用与特点

本品为强效止吐剂，其作用比甲氧氯普胺强23倍。本品可阻断催吐化学感受区多巴胺的作用，抑制呕吐的发生。药理实验证明，本品能舒缓实验性胃蠕动抑制，并能加速餐后胃排空。此外，还可增进食管下部括约肌的紧张性，促进幽门括约肌餐后蠕动的扩张度。然而，本品并不影响胃液的分泌。由于其不能通过血脑屏障，故对多巴胺受体不发生作用，不会产生任何镇静、嗜睡及锥体外系的不良反应；本品口服后吸收迅速，15~30分钟达血药浓度峰值。大鼠的药物标记实验表明，本品除中枢神经系统浓度较低外，在体内其他部分均有广泛的分布。由于存在首过效应和肠壁代谢，所以生物利用度仅为13%~17%。$t\frac{1}{2}$为7小时。约有60%经粪便排泄。

（三）适应证

临床用于治疗伴有胃排空缓慢及食管反流的消化不良，以及由偏头痛、血液透析、手术后及放射治疗等各种原因所引起的呕吐、恶心、呃逆。

（四）用法与用量

口服：片剂、滴剂、混悬剂，饭前15~30分钟服用。成人，每次10mg或10mL口服混悬剂，每日3次。儿童，体重1滴/千克，每日3次。栓剂：成人每日2~4个栓剂（每粒60mg）；2岁以内儿童每日2~4个栓剂（每粒10mg）；2岁以上儿童每日2~4个栓剂（每粒30mg）。

(五)不良反应与注意事项

无严重不良反应。但不排除对1岁以下婴儿神经系统有不良反应的可能性。

(六)制剂与规格

片剂：每片10mg。滴剂：10mg/mL。口服混悬剂：1mg/mL。栓剂：成人用每枚60mg；儿童用每枚30mg；幼儿用每枚10mg。

三、盐酸昂丹司琼

(一)别名

富米汀。

(二)作用与特点

本品为高选择性的5-羟色胺受体拮抗药。拮抗外周和中枢神经元5-羟色胺受体，从而阻断因化疗和放疗引起的小肠5-羟色胺释放，阻断通过5-羟色胺受体引起迷走传入神经兴奋而导致的呕吐反射。$t\frac{1}{2}$约为3小时，完全代谢，代谢物由粪、尿排泄，血浆蛋白结合率为75%。

(三)适应证

用于放疗和细胞毒药物化疗引起的呕吐。

(四)用法与用量

对于高度催吐的化疗药物引起的呕吐：化疗前15分钟，化疗后4小时、8小时各静脉注射本品8mg，停止化疗后，每8小时口服本品8mg，连用5天。对于放疗引起的呕吐：首剂必须于放疗前1~2小时口服片剂8mg，以后每8小时口服8mg，疗程视放疗的疗程而定。

(五)不良反应与注意事项

可有头痛、腹痛不适、便秘，偶有一过性无症状转氨酶增高；妊娠女性和哺乳期女性慎用。胃肠道梗阻者及对本品过敏者禁用。

(六)制剂与规格

注射液：4mg/mL，8mg/2mL。片剂：4mg，8mg。

第四节 抗酸药及治疗消化性溃疡药

一、复方氢氧化铝

(一)别名

达胃宁,胃舒平。

(二)作用与特点

本品有抗酸、吸附、局部止血、保护溃疡面等作用,效力较弱,缓慢而持久。

(三)适应证

主要用于胃酸过多、胃及十二指肠溃疡、反流性食管炎及上消化道出血等。由于铝离子在肠内与磷酸盐结合成不溶解的磷酸铝自粪便排出,故尿毒症患者服用大剂量氢氧化铝后可减少磷酸盐的吸收,减轻酸血症。鸟粪石型尿结石患者服用本品,可因磷酸盐吸收减少而减缓结石的生长或防止其复发。也可用于治疗甲状旁腺功能减退症和肾病型骨软化症患者,以调节钙磷平衡。

(四)用法与用量

口服:每次2~4片,每日3次,饭前30分钟或胃痛发作时嚼碎后服。

(五)不良反应与注意事项

可致便秘。因本品能妨碍磷的吸收,故不宜长期大剂量使用。便秘者、肾功能不全者慎用。

(六)药物相互作用

本品含多价铝离子,可与四环素类形成络合物而影响其吸收,故不宜合用。可通过多种机制干扰地高辛、华法林、双香豆素、奎宁、奎尼丁、氯丙嗪、普萘洛尔、吲哚美辛、异烟肼、维生素及巴比妥类的吸收或消除,使上述药物的疗效受到影响,应尽量避免同时使用。

(七)制剂与规格

片剂:每片含氢氧化铝0.245g、三硅酸镁0.105g、颠茄流浸膏0.0026mL。

二、碳酸氢钠

(一)别名

重碳酸钠,酸式碳酸钠,重曹,小苏打。

（二）作用与特点

本药口服后能迅速中和胃中过剩的胃酸，减轻疼痛，但作用持续时间较短。口服易吸收，能碱化尿液，与某些磺胺药同服，可防止磺胺在尿中结晶析出。

（三）适应证

胃痛，苯巴比妥、阿司匹林等的中毒解救。代谢性酸血症、高钾血症及各种原因引起的伴有酸中毒症状的休克，早期脑栓塞以及严重哮喘持续状态经其他药物治疗无效者。真菌性阴道炎患者。

（四）用法与用量

口服：每次 0.5~2g，每日 3 次，饭前服用。静脉滴注：5% 溶液，成人每次 100~200mL，小儿 5mL/kg。4% 溶液阴道冲洗或坐浴：每晚 1 次，每次 500~1000mL，连用 7 天。

（五）不良反应与注意事项

可引起继发性胃酸分泌增加，长期大量服用可能引起碱血症。静脉滴注本品时，低钙血症患者可能产生阵发性抽搐，而对缺钾患者可能产生低钾血症的症状。严重胃溃疡患者慎用，充血性心力衰竭、水肿和肾衰竭的酸中毒患者，使用本品应慎重。

（六）药物相互作用

不宜与胃蛋白酶合剂、维生素 C 等酸性药物合用，不宜与重酒石酸间羟胺、庆大霉素、四环素、肾上腺素、多巴酚丁胺、苯妥英钠、钙盐等同瓶静脉滴注。

（七）制剂与规格

片剂：每片 0.3g，0.5g。注射液：0.5g/10mL，12.5g/250mL。

三、硫糖铝

（一）别名

胃溃宁，素得。

（二）作用与特点

能与胃蛋白酶络合，抑制该酶分解蛋白质；并能与胃黏膜的蛋白质（主要为清蛋白及纤维蛋白）络合形成保护膜，覆盖溃疡面，阻止胃酸、胃蛋白酶和胆汁酸的渗透、侵袭，从而利于黏膜再生和溃疡愈合。本品在溃疡区的沉积能诱导表皮生长因子积聚，促进溃疡愈合。同时本品还能刺激胃黏膜合成前列腺素，改善黏液质量，加速组织修复。服用本品后，仅 2%~5% 的硫酸二糖被吸收，并由尿排出。

（三）适应证

胃及十二指肠溃疡。

（四）用法与用量

口服：每次1g，每日3~4次，饭前1小时及睡前服用。

（五）不良反应与注意事项

主要为便秘。个别患者可出现口干、恶心、胃痛等。治疗收效后，应继续服药数月，以免复发。

（六）药物相互作用

不宜与多酶片合用，否则两者疗效均降低。与西咪替丁合用可能使本品疗效降低。

（七）制剂与规格

片剂：0.25g，0.5g。分散片：0.5g。胶囊剂：0.25g。悬胶剂：5mL（含硫糖铝1g）。

四、铝碳酸镁

（一）别名

铝碳酸镁。

（二）作用与特点

本品为抗酸药。抗酸作用迅速且作用温和，可避免pH值过高引起的胃酸分泌加剧。作用持久是本品的另一特点。

（三）适应证

胃及十二指肠溃疡。

（四）用法与用量

一般每次1.0g，每日3次，饭后1小时服用。十二指肠壶腹部溃疡6周为1个疗程，胃溃疡8周为1个疗程。

（五）不良反应与注意事项

本品不良反应轻微，但有个别患者可能出现腹泻。

（六）药物相互作用

本品含有铝、镁等多价金属离子，与四环素类合用时应错开服药时间。

（七）制剂与规格

片剂：0.5g。

五、奥美拉唑

(一)别名

洛赛克。

(二)作用与特点

本品高度选择性地抑制壁细胞中的 H^+-K^+-ATP酶（质子泵），使胃酸分泌减少。其作用依赖于剂量。本品对乙酰胆碱或组胺受体均无影响。除了本品对酸分泌的作用之外，临床上未观察到明显的药效学作用。本品起效迅速，每日服1次即能可逆地控制胃酸分泌，持续约24小时。本品口服后3小时达血药浓度峰值。血浆蛋白结合率为95%，分布容积0.34~0.37L/kg。本品主要经肝脏代谢后由尿及粪排出。其血药浓度与胃酸抑制作用无明显相关性。每日服用1次即能可逆地控制胃酸分泌，持续约24小时。

(三)适应证

十二指肠溃疡、胃溃疡、反流性食管炎、卓-艾综合征（促胃液素瘤）。

(四)用法与用量

口服，每次20mg，每日1次。十二指肠溃疡患者，能迅速缓解症状，大多数病例在2周内愈合；第1疗程未能完全愈合者，再治疗2周通常能愈合。胃溃疡和反流性食管炎患者，能迅速缓解症状，多数病例在4周内愈合；第1疗程后未完全愈合者，再治疗4周通常可愈合；对一般剂量无效者，改每日服用本品1次，每次40mg，可能愈合。卓-艾综合征患者，建议的初始剂量为60mg，每日1次。剂量应个别调整。每日剂量超过80mg时，应分2次服用。

(五)不良反应与注意事项

本品耐受性良好，罕见恶心、头痛、腹泻、便秘和肠胃胀气，少数出现皮疹。这些作用均较短暂且轻微，并与治疗无关。因酸分泌明显减少，理论上可增加肠道感染的危险。本品尚无已知的禁忌证。妊娠女性及儿童用药安全性未确立。本品能延长地西泮和苯妥英的消除。与经 P_{450} 酶系代谢的其他药物（如华法林）可能有相互作用。

(六)制剂与规格

胶囊剂：20mg。

六、泮托拉唑

(一)别名

潘妥洛克,泰美尼克。

(二)作用与特点

泮托拉唑是第3个能与H^+-K^+-ATP酶产生共价结合并发挥作用的质子泵抑制药,它与奥美拉唑和兰索拉唑同属苯并咪唑的衍生物,与奥美拉唑和兰索拉唑相比,泮托拉唑与质子泵的结合选择性更高,而且更为稳定。泮托拉唑口服生物利用度为77%,达峰时间为2.5小时,$t\frac{1}{2}$为0.9~1.9小时,但抑制胃酸的作用一旦出现,即使药物已经从循环中被清除,仍可维持较长时间。泮托拉唑无论单次、多次口服或静脉给药,药动学均呈剂量依赖性关系。

(三)适应证

本品主要用于胃及十二指肠溃疡、胃-食管反流性疾病、卓-艾综合征等。

(四)用法与用量

常用量每次40mg,每日1次,早餐时间服用,不可嚼碎;个别对其他药物无反应的病例可每日服用2次。老年患者及肝功能受损者每日剂量不得超过40mg。十二指肠溃疡疗程2周,必要时再服2周;胃溃疡及反流性食管炎疗程4周,必要时再服4周。总疗程不超过8周。

(五)不良反应与注意事项

偶可引起头痛和腹泻,极少引起恶心、上腹痛、腹胀、皮疹、瘙痒及头晕等。个别病例出现水肿、发热和一过性视力障碍。神经性消化不良等轻微胃肠疾患不建议使用本品;用药前必须排除胃与食管恶性病变。肝功能不良患者慎用;妊娠前3个月和哺乳期女性禁用本品。

(六)制剂与规格

肠溶片:40mg。

七、法莫替丁

(一)作用与特点

本品拮抗胃黏膜壁细胞的组胺H_2受体而显示强大而持久的胃酸分泌抑制作用。本品的安全范围广,又无抗雄激素作用及抑制药物代谢的作用。本品的H_2受体拮抗作用比西咪替丁强10~148倍,对组胺刺激胃酸分泌的抑制作用比西咪替丁强40倍,持续时间长 3~15 倍。能显著抑制应激所致大鼠胃黏膜中糖蛋白含量的减少。对大鼠实验性胃溃疡或十二指肠溃疡的发生,其抑制作用比西咪替丁强,连续给药能促进愈合,效力比西咪替丁强。对失血及给予组胺所致大鼠胃出血具有抑制作用。本品口服后 2~3 小时达血药浓度峰值,口服及静脉给药 $t\frac{1}{2}$ 约 3 小时。尿中仅见原形及其氧化物,后者在口服时占尿中总排量的 5%~15%,静脉给药时占 80%。人给药后 24 小时内原形药物的尿排泄率,口服时为 35%~44%,静脉给药为 88%~91%。

(二)适应证

口服用于胃溃疡、十二指肠溃疡、吻合口溃疡、反流性食管炎;口服或静脉注射用于上消化道出血(消化性溃疡、急性应激性溃疡、出血性胃炎所致)及卓-艾综合征患者。

(三)用法与用量

口服:每次 20mg,每日 2 次(早餐后、晚餐后或临睡前服用)。静脉注射或滴注:每次 20mg 溶于生理盐水或葡萄糖注射液 20mL 中缓慢静脉注射或滴注,每日 2 次,通常 1 周内起效。

(四)不良反应与注意事项

不良反应较少。最常见的有头痛、头晕、便秘和腹泻,发生率分别为 4.7%、1.3%、1.2%、1.7%。偶见皮疹、荨麻疹(应停药)、白细胞减少、氨基转移酶升高等。罕见腹部胀满感、食欲缺乏及心率增加、血压上升、颜面潮红、月经不调等。本品慎用于有药物过敏史、肾衰竭或肝病患者。妊娠女性慎用。哺乳期女性使用时应停止哺乳。对小儿的安全性尚未确立。本品应在排除恶性肿瘤后再行给药。

(五)制剂与规格

片剂:10mg,20mg。注射剂:20mg/2mL。胶囊剂:20mg。

八、西咪替丁

(一)别名

甲氰咪胍。

(二)作用与特点

本品属组胺 H_2 受体拮抗药的代表性药品,能抑制基础胃酸及各种刺激引起的胃酸分泌,并能减少胃蛋白酶的分泌。本品口服生物利用度约 70%,口服后吸收迅速,1.5 小时血药浓度达峰值,$t\frac{1}{2}$ 约为 2 小时,小部分在肝脏氧化为亚砜化合物或 5-羟甲基化合物,50%~70% 以原形从尿中排出,12 小时可排出口服量的 80%~90%。

（三）适应证

适用于治疗十二指肠溃疡、胃溃疡、反流性食管炎、复发性溃疡病等；本品对皮肤瘙痒症也有一定疗效。

（四）用法与用量

口服：每次200mg，每日3次，睡前加用400mg。注射：用葡萄糖注射液或葡萄糖氯化钠注射液稀释后静脉滴注，每次200~600mg；或用上述溶液20mL稀释后缓慢静脉注射，每次200mg，4~6小时1次。每日剂量不宜超过2g。也可直接肌内注射。

（五）不良反应与注意事项

少数患者可能有轻度腹泻、眩晕、嗜睡、面部潮红、出汗等。停药后可恢复。极少数患者有白细胞减少或全血细胞减少等。少数肾功能不全或患有脑病的老年患者可有轻微精神障碍。少数患者可出现中毒性肝炎、转氨酶一过性升高、血肌酐轻度升高或蛋白尿等，一般停药后可恢复正常。肝、肾功能不全者慎用，应根据肌酐清除率指标调整给药剂量。肌酐清除率为0~15mL/min者忌用。

（六）药物相互作用

本品为一种强效肝微粒体酶抑制药，可降低华法林、苯妥英钠、普萘洛尔、地西泮、茶碱、卡马西平、美托洛尔、地高辛、奎尼丁、咖啡因等药物在肝内的代谢，延迟这些药物的排泄，导致其血药浓度明显升高，合并用药时需减少上述药物的剂量。

（七）制剂与规格

片剂：每片200mg。注射剂：每支200mg。

九、大黄碳酸氢钠

（一）作用与特点

有抗酸、健胃作用。

（二）适应证

用于胃酸过多、消化不良、食欲缺乏等。

（三）用法与用量

口服，每次1~3片，每日3次，饭前服。

（四）制剂与规格

片剂：每片含碳酸氢钠、大黄粉各0.15g，薄荷油适量。

十、碳酸钙

(一)别名

兰达。

(二)作用与特点

本品为中和胃酸药,可中和或缓冲胃酸,作用缓和而持久,但对胃酸分泌无直接抑制作用,并可因提高胃酸 pH 值而消除胃酸对壁细胞分泌的反馈性抑制。本品与胃酸作用产生二氧化碳与氯化钙,前者可引起嗳气,后者在碱性液中再形成碳酸钙、磷酸钙而引起便秘。本品在胃酸中转化为氯化钙,小肠吸收部分钙,由尿排泄,其中大部分由肾小管重吸收。本品口服后约 85% 转化为不溶性钙盐,如磷酸钙、碳酸钙,由粪便排出。

(三)适应证

缓解由胃酸过多引起的上腹痛、反酸、胃部烧灼感和上腹不适。

(四)用法与用量

2~5 岁儿童(11~21.9kg)每次 59.2mg,6~11 岁儿童(22~43.9kg)每次 118.4mg,饭后 1 小时或需要时口服 1 次,每日不超过 3 次,连续服用最大推荐剂量不超过 14 天。

(五)不良反应与注意事项

偶见嗳气、便秘。大剂量服用可发生高钙血症。心肾功能不全者慎用。长期大量服用本品应定期测血钙浓度。

(六)药物相互作用

与噻嗪类利尿药合用,可增加肾小管对钙的重吸收。慎与洋地黄类药物联合使用。

(七)制剂与规格

混悬剂:11.84g×148mL。片剂:0.5g。

十一、盐酸雷尼替丁

(一)别名

西斯塔,兰百幸,欧化达,善卫得。

(二)作用与特点

本品为一选择性的 H 受体拮抗药,能有效地抑制组胺、五肽胃泌素及食物刺激引起的胃酸分泌,降低胃酸和胃酶的活性,但对促胃液素的分泌无影响。作用比西咪替丁强5~8倍,对胃及十二指肠溃疡的疗效高,具有速效和长效的特点。本品口服生物利用度约50%,$t\frac{1}{2}$为2~2.7小时,静脉注射1mg/kg,瞬间血药浓度为3000ng/mL,维持在100ng/mL以上可达4小时。大部分以原形从肾排泄。

(三)适应证

临床上主要用于治疗十二指肠溃疡、良性溃疡病、术后溃疡、反流性食管炎及卓-艾综合征等。

(四)用法与用量

口服:每次150mg,每日2次,早晚饭时服。

(五)不良反应与注意事项

较轻,偶见头痛、皮疹和腹泻。个别患者有白细胞或血小板减少。有过敏史者禁用。除必要外,妊娠及哺乳期女性不用本品。8岁以下儿童禁用。肝、肾功能不全者慎用。对肝有一定毒性,个别患者转氨酶升高,但停药后即可恢复。

(六)药物相互作用

本品与普鲁卡因、N-乙酰普鲁卡因合用,可减慢后者从肾的清除速率。本品还能减少肝血流,使经肝代谢的普萘洛尔、利多卡因、美托洛尔的代谢减慢,作用增强。

(七)制剂与规格

片剂:0.15g。胶囊剂:0.15g。

十二、尼扎替定

(一)别名

爱希。

(二)作用与特点

本药是一种组胺H_2受体拮抗药,和组胺竞争性地与组胺H_2受体相结合,可逆性地抑制其功能,特别是对胃壁细胞上的H_2受体,可显著抑制夜间胃酸分泌达12小时,亦显著抑制食物、咖啡因倍他唑(氨乙吡唑)和五肽胃泌素刺激的胃酸分泌。口服后并不影响胃分泌液中胃蛋白酶的活性,但总的胃蛋白酶分泌量随胃液分泌量的减少相应地减少,此外可增加他唑刺激的内因子分泌,本药不影响基础胃泌素分泌。口服生物利用度为70%以上。口服150mg,0.5~3小时后达到血药浓度峰值,为700~1800μg/L,与血浆蛋白结合率约为35%,$t\frac{1}{2}$为1~2小时。90%以上口服剂量的尼扎替定在12小时内从尿中排出,其中约60%以原形排出。

（三）适应证

活动性十二指肠溃疡。胃食管反流性疾病,包括糜烂或溃疡性食管炎,缓解胃灼热症状。良性活动性胃溃疡。

（四）用法与用量

1.活动性十二指肠溃疡及良性活动性胃溃疡:300mg/d,分1~2次服用;维持治疗时150mg,每日1次。

2.胃食管反流性疾病:150mg,每日2次。中、重度肾功能损害者剂量酌减。

（五）不良反应与注意事项

可有头痛,腹痛,肌痛,无力,背痛,胸痛,感染和发热,以及消化系统、神经系统、呼吸系统不良反应,偶有皮疹及瘙痒。罕见肝功能异常、贫血、血小板减少症及变态反应。开始治疗前应先排除恶性溃疡的可能性。对本品过敏者及对其他H_2受体拮抗剂有过敏史者禁用。

（六）药物相互作用

本药不抑制细胞色素P_{450}关联的药物代谢酶系统。与大剂量阿司匹林合用会增加水杨酸盐的血药浓度。

（七）制剂与规格

胶囊剂:150mg。

十三、雷贝拉唑钠

（一）别名

波利特。

（二）作用与特点

本品具有很强的H^+-K^+-ATP酶抑制作用、胃酸分泌抑制作用以及抗溃疡作用。健康成年男子在禁食情况下口服本剂20mg,3.6小时后达血药浓度峰值达437ng/mL,$t\frac{1}{2}$为1.49小时。

（三）适应证

胃溃疡、十二指肠溃疡、吻合口溃疡、反流性食管炎,以及卓-艾综合征患者。

（四）用法与用量

成人推荐剂量为每次10~20mg,每日1次。胃溃疡、吻合口溃疡、反流性食管炎的疗程一般以8周为限,十二指肠溃疡的疗程以6周为限。

（五）不良反应与注意事项

严重的不良反应有休克、血常规异常、视力障碍。其他不良反应有过敏症，血液系统异常，肝功能异常，循环系统、精神神经系统异常。此外有水肿，总胆固醇、中性脂肪、BUN升高，蛋白尿。

（六）药物相互作用

与地高辛合用时，可升高其血中浓度。与含氢氧化铝凝胶、氢氧化镁的制酸剂同时或其后1小时服用，本药平均血药浓度和药时曲线下面积分别下降8%和6%。

（七）制剂与规格

薄膜衣片：10mg，20mg。

十四、枸橼酸铋钾

（一）别名

胶体次枸橼酸铋，德诺，丽珠得乐，得乐，可维加。

（二）作用与特点

本品在胃酸条件下，以极微沉淀覆盖在溃疡表面形成一层保护膜，从而隔绝了胃酸、酶及食物对溃疡黏膜的侵袭，促进黏膜再生，使溃疡愈合。本品还有良好的抗幽门螺杆菌作用。因而本品具有明显的抗溃疡作用，给药后在胃底、胃窦部、十二指肠、空肠及回肠均有铋的吸收，其中以小肠吸收为多。血药浓度与给药剂量呈相关性，一般于给药后4周血药浓度达稳态。分布主要聚集在肾脏（占吸收的60%）。有关本品吸收后的代谢与排泄资料较少。一些铋剂中毒患者血与尿的排泄半衰期分别为4.5天和5.2天，脑脊液中可达13.9天。

（三）适应证

适用于治疗胃溃疡、十二指肠壶腹部溃疡、多发溃疡及吻合口溃疡等多种消化性溃疡。

（四）用法与用量

480mg/d，分2~4次服用。除特殊情况，疗程不得超过2个月。若需继续用药，在开始下1个疗程前2个月须禁服任何含铋制剂。

（五）不良反应与注意事项

主要表现为胃肠道症状，如恶心、呕吐、便秘和腹泻。偶见一些轻度变态反应。服药期间舌及大便可呈灰黑色。肾功能不全者禁用。

(六)药物相互作用

与四环素同时服用会影响四环素的吸收。不得与其他含铋制剂同服。不宜与制酸药及牛奶合用,因牛奶及制酸药可干扰其作用。

(七)制剂与规格

片剂:120mg。胶囊剂:120mg。颗粒剂:每小包1.2g(含本品300mg)。

十五、米索前列醇

(一)作用与特点

本品为最早进入临床的合成前列腺素E的衍生物。能抑制基础胃酸分泌和由组胺、五肽胃泌素、食物或咖啡所引起的胃酸分泌。有局部和全身两者相结合的作用,其局部作用是主要的。其抑制胃酸分泌的机制是由于其直接抑制了壁细胞。本品还显示有细胞保护作用。本品口服吸收良好,由于本品口服后迅速代谢为有药理活性的游离酸,因而不能测定原药的血药浓度。本品分布以大肠、胃和小肠组织及血浆中最多。其游离酸在血浆 $t\frac{1}{2}$ 为(20.6±0.9)分钟;本品主要经肾途径排泄,给药后24小时内,约80%从尿和粪便中排出,尿中的排泄量为粪便中的2倍。本品在临床应用中未观察到有药物相互作用。

(二)适应证

十二指肠溃疡和胃溃疡。

(三)用法与用量

口服:每次200μg,在餐前或睡前服用,每日1次,4~8周为1个疗程。

(四)不良反应与注意事项

轻度而短暂的腹泻、恶心、头痛、眩晕和腹部不适;本品禁用于已知对前列腺素类药物过敏者及妊娠女性;如在服用时妊娠,应立即停药。脑血管或冠状动脉疾病的患者应慎用。

(五)制剂与规格

片剂:200μg。

十六、替普瑞酮

(一)别名

戊四烯酮,施维舒,E0671。

（二）作用与特点

本品能促进胃黏膜及胃黏液层中主要的黏膜修复因子，即高分子糖蛋白的合成，提高黏液中的磷脂质浓度，提高黏膜的防御能力。本品还能防止胃黏膜病变时黏膜增生区细胞增生能力的下降。因此本品已证明对难治的溃疡也有良好效果，使已修复的黏膜壁显示正常迹象，也有防止复发的作用。本品不影响胃液分泌和运动等胃的生理功能，但已证明其对各种实验性溃疡（寒冷应激性、阿司匹林、利舍平、乙酸、烧灼所致）均具有较强的抗溃疡作用。

（三）适应证

胃溃疡。

（四）用法与用量

口服：饭后30分钟以内口服，每次50mg，每日3次。

（五）不良反应与注意事项

偶见头痛、便秘、腹胀及肝转氨酶轻度上升、总胆固醇值升高、皮疹等，但停药后均迅速消失。妊娠期用药的安全性尚未确立，故妊娠女性应权衡利弊慎重用药。小儿用药的安全性也尚未确立。

（六）制剂与规格

胶囊剂：50mg。细粒剂：100mg/g。

第五节　泻药

一、酚酞

（一）作用与特点

口服后在肠内遇胆汁及碱性液形成可溶性钠盐，刺激结肠黏膜，促进其蠕动，并阻止肠液被肠壁吸收而起缓泻作用。由于小量吸收后（约15%）进行肠肝循环，因此其作用可持续3~4天。

（二）适应证

适用于习惯性顽固便秘。

（三）用法与用量

睡前口服0.05~0.2g，经8~10小时排便。

(四)不良反应与注意事项

本品如与碳酸氢钠及氧化镁等碱性药并用,能引起变色。连用偶能引起发疹;也可出现变态反应、肠炎、皮炎及出血倾向等。婴儿禁用,幼儿及妊娠女性慎用。

(五)制剂与规格

片剂:50mg,100mg。

(六)医保类型及剂型

甲类:口服常释剂。

二、开塞露

(一)作用与特点

本品为治疗便秘的直肠用溶液剂,系将含山梨醇、硫酸镁或甘油的溶液装入特制塑料容器内制得。

(二)适应证

便秘。

(三)用法与用量

用时将容器顶端刺破,外面涂油脂少许,徐徐插入肛门,然后将药液挤入直肠内,引起排便。成人用量每次20mL,小儿酌减。

(四)制剂与规格

溶液剂:10mL,20mL。本品有两种制剂,一种为含55%甘油制剂,另一种为含山梨醇45%~50%、硫酸镁10%、羟苯乙酯(尼泊金乙酯)0.05%、苯甲酸钠0.1%的制剂。

三、硫酸镁

(一)别名

硫苦,泻盐。

(二)作用与特点

不同的给药途径呈现不同的药理作用。①导泻作用:内服由于不被吸收,因此在肠内形成一定的渗透压,使肠内保有大量水分,刺激肠道蠕动而排便;②利胆作用:口服高浓度(33%)硫酸镁溶液,或用导管直接灌入十二指肠,可刺激十二指肠黏膜,反射性地引起胆总管括约肌松弛、胆囊收缩,促进胆囊排空,产生利胆作用;③对中枢神经系统的作用:注射本品,提高细胞外液中镁离子浓度,可抑制中枢神经系统,阻断外周神经肌肉接头,从而产生镇静、镇痉、松弛骨骼肌的作用,也能降低颅内压;④对心血管系统的作用:注射给药,过量镁离子可直接舒张周围血管平滑肌,引起交感神经节冲动传递障碍,从而使血管扩张,血压下降;⑤消炎去肿作用:本品50%溶液外用热敷患处,有消炎去肿的功效。

(三)适应证

用于便秘及治疗食物或药物中毒,阻塞性黄疸及慢性胆囊炎,惊厥、尿毒症、破伤风、高血压脑病及急性肾性高血压危象等,也用于外用热敷消炎去肿。

(四)用法与用量

导泻:每次口服5~20g,清晨空腹服,同时饮100~400mL水,也可用水溶解后服用。利胆:每次2~5g,每日3次,饭前或两餐间服;也可服用33%溶液,每次10mL。抗惊厥、降血压等:肌内注射1次1g,10%溶液,每次10mL;静脉滴注每次1~2.5g。

(五)不良反应与注意事项

导泻时如服用大量浓度过高的溶液,可能自组织中吸取大量水分而导致脱水。注射须缓慢,并注意患者的呼吸与血压。如有中毒现象(如呼吸肌麻痹等)可用10%葡萄糖酸钙注射液10mL静脉注射,以行解救。肠道出血患者、急腹症患者及妊娠女性、经期女性禁用本品导泻。中枢抑制药(如苯巴比妥)中毒患者不宜使用本品导泻排除毒物,以防加重中枢抑制。

(六)制剂与规格

注射液:1g/10mL,2.5g/10mL。白色合剂:由硫酸镁30g、轻质碳酸镁5g、薄荷水适量,配成100mL,1次服15~30mL。"1、2、3"灌肠剂:由50%硫酸镁溶液30mL、甘油60mL、蒸馏水90mL配成,常用于各种便秘的治疗。

四、聚乙二醇

(一)别名

福松。

(二)作用与特点

本品是一种渗透性缓泻药,作用机制基本上是物理作用:通过增加局部渗透压,使水分保留在结肠肠腔内,增加肠道内液体的保有量,因而使大便软化,进而促进其在肠道内的推动和排泄。

(三)适应证

成人便秘的症状治疗。

（四）用法与用量

10~20g/d。

（五）不良反应与注意事项

本品已被大量的文献充分证实没有毒性作用。

（六）药物相互作用

本品与其他药物同时服用时可能会阻碍其他药物的吸收,建议最好与其他药物间隔2小时口服。

（七）制剂与规格

粉剂:10g。

五、导肠粒

（一）别名

舒立通。

（二）作用与特点

本品由81%卵叶车前子积团纤维和19%番泻果苷以合理比例组成,能确保温和地调节排便习惯。卵叶车前子纤维在水中膨胀形成黏液团,以确保大便有足够水分,增加粪便在大肠内的体积,完成直肠填充,适应排便。天然的番泻果苷能轻微刺激大肠,使大肠蠕动正常。番泻果苷在药粒中逐渐释放,一般服药后12~24小时显效。

（三）适应证

便秘,特别适用于慢性便秘;调节产后女性的肠活动功能;长期卧床患者;习惯使用强烈泻药的患者;结肠手术后有排便困难的患者。

（四）用法与用量

1~2茶匙于晚饭后或早餐前以一杯液体送服,不应嚼碎,药物起作用后可按个别情况将剂量减至1/2~1茶匙,1~2次/天。

（五）不良反应与注意事项

肠梗阻及胃肠道狭窄患者禁用。

（六）药物相互作用

勿与收敛剂或抗腹泻剂(如氰苯哌酯、地芬诺酯、咯哌丁胺、氢氯化物和阿片制剂)合用。

（七）制剂与规格

颗粒剂:100克×1听(每100g含卵叶车前草种子52g、卵叶车前草果壳2.2g、番泻果实12.4g)。

第六节 止泻药

一、复方地芬诺酯

(一)别名

止泻宁。

(二)作用与特点

本品对肠道作用类似吗啡,可直接作用于肠平滑肌,通过抑制肠黏膜感受器,消除局部黏膜的蠕动反射而减弱肠蠕动,同时可增加肠的节段性收缩,使肠内容物通过延迟,有利于肠内水分的吸收。本品吸收后在体内主要代谢为地芬诺辛,其止泻作用比母体化合物强5倍。地芬诺酯的$t\frac{1}{2}$为12~24小时,主要由粪便排出,少量由尿排出。

(三)适应证

适用于急、慢性功能性腹泻及慢性肠炎等。

(四)用法与用量

口服,每次1~2片,每日2~4次。腹泻控制后,应即减少剂量。

(五)不良反应与注意事项

服药后偶见口干、腹部不适、恶心、呕吐、嗜睡、烦躁、失眠等,减量或停药后即消失。长期使用可致依赖性。肝功能不全患者及正在服用有药物依赖性患者慎用。婴儿不推荐使用。不能用作细菌性痢疾的基本治疗药物。

(六)药物相互作用

可增强巴比妥类、阿片类及其他中枢抑制药的作用,故不宜合用。

(七)制剂与规格

片剂:每片含盐酸地芬诺酯2.5mg,硫酸阿托品0.025mg。

二、酵母

(一)别名

亿活。

(二)作用与特点

本品为生物性止泻剂。布拉酵母菌具有抗微生物和抗毒素作用,并对肠黏膜有营养作用。布拉酵母菌不会被胃肠液、抗生素或磺胺类药物所破坏,在肠内具有活性作用。药理学动物实验研究表明,无论在体外或体内,该药均具有抗菌(包括白色念珠菌)作用,还可促进动物体内的免疫作用。它能合成维生素 B,如维生素 B_1、维生素 B_2、维生素 B_6、泛酸、烟酸。此外,还能显著增加人与动物上皮细胞刷状缘内的二糖酶。

(三)适应证

治疗成人或儿童感染性或非特异性腹泻。预防和治疗由抗生素诱发的结肠炎和腹泻。

(四)用法与用量

口服:每次 1~2 袋或 1~2 粒,1~2 次/天。最好避免在吃饭时服用。

(五)不良反应与注意事项

可引起胃部不适或腹胀感。

(六)药物相互作用

不可与全身性或口服抗真菌药物及某些唑啉类衍生物合用。

(七)制剂与规格

袋装:250mg。胶囊:250mg。

三、嗜酸性乳杆菌

(一)别名

乐托尔。

(二)作用与特点

本品为灭活的嗜酸乳杆菌菌体及其代谢产物,由于采用真空冷冻干燥法,细菌经过热处理已被灭活,因此其代谢过程中产生的乳酸及结构未明的抗生素有直接的抑菌作用;所含 B 族维生素能刺激肠道内正常产酸菌丛的生长;对肠黏膜有非特异性免疫刺激作用,能促进免疫球蛋白的合成。

(三)适应证

主要用于急慢性腹泻的对症治疗。

(四)用法与用量

胶囊剂:成人及儿童每次 2 粒,每日 2 次,成人首剂量加倍;婴儿每次 1~2 粒,每日 2 次,首剂量 2 粒。

（五）不良反应与注意事项

本品所含菌株已经被灭活,故与抗生素合用时不影响疗效,也不诱导病菌产生耐药性,妊娠期间用药无致畸作用的报道。

（六）制剂与规格

胶囊剂:每胶囊含灭活冻干的嗜酸乳杆菌50亿和后冻干培养基80mg。散剂:每小袋含灭活冻干嗜酸乳杆菌50亿和后冻干的培养基160mg。

四、双歧三联活菌

（一）别名

培菲康。

（二）作用与特点

本品含双歧杆菌、嗜酸性乳杆菌及粪链球菌。直接补充正常生理性细菌,调整肠道菌群,抑制肠道中对人具有潜在危害的菌类甚至病原菌;促进机体对营养物的分解、吸收;合成机体所需的维生素;激发机体免疫力;减少肠源性毒素的产生和吸收。

（三）适应证

肠菌群失调症,轻、中型急性腹泻,慢性腹泻,腹胀,便秘。

（四）用法与用量

口服:成人每次2~3粒,2~3次/天。6~13岁儿童每次1~2粒,1~6岁儿童每次1粒,1岁以下婴儿每次1/2粒,2~3次/天。

（五）制剂与规格

散剂:1g,2g。胶囊:210mg。

五、双歧杆菌

（一）别名

丽珠肠乐。

（二）作用与特点

本品可补充对人体有益的正常生理性肠道细菌,纠正菌群失调;维持正常的肠蠕动;减少内毒素来源,降低血内毒素水平;还可产生多种生物酶,使蛋白质转变成为氨基酸,脂肪转变成为脂肪酸,糖特别是乳糖分解成为乳酸,从而促进这三大营养素的吸收与利用。对于肝炎患者,能够改善肝功能,促进肝细胞功能的恢复;对于肝硬化患者,能够改善肝脏蛋白质的代谢,减轻肝脏负担,发挥保肝、护肝等作用。

(三)适应证

各种原因所致肠菌群失调疾病,如急慢性肠炎、腹泻、便秘等肠功能紊乱的防治,以及菌群失调所致血内毒素升高,如急慢性肝炎、肝硬化、肝癌等的辅助治疗。

(四)用法与用量

成人每次1~2粒,早晚各1次,餐后口服。儿童剂量酌减,重症加倍。婴幼儿可取出胶囊内药粉用凉开水调服。

(五)制剂与规格

胶囊:10粒。

第四章

心血管系统药物

第一节　抗心绞痛药

防治心绞痛药物通过减轻心脏负荷、降低心肌耗氧量或扩张冠状动脉、促进侧支循环的形成,以改善缺血区冠脉供血,从而缓解心绞痛。该类药物可分为:①硝酸酯、亚硝酸酯类。可松弛血管平滑肌,扩张动、静脉,使心脏的前、后负荷降低,心肌耗氧量减少。同时可扩张冠状动脉,增加缺血区血流灌注,此外,还可降低左心室充盈压,保护缺血的心肌细胞。②β受体阻断药。主要减少心肌耗氧量,这是由于其可阻滞心绞痛发作时体内过多释放的儿茶酚胺兴奋β受体,从而使心率减慢、心肌收缩力减弱,降低血压,达到减少心肌耗氧量的目的。此外还可改善心肌缺血区的供血。③钙拮抗药。阻滞钙通道,抑制钙离子内流,使血管扩张、血压下降、心脏负荷减轻、心肌收缩力减弱、耗氧量减少。同时可扩张冠状动脉血管,改善缺血区的供血、供氧,保护缺血心肌细胞。④抗血小板及抗凝血药。血小板聚集和血栓形成是诱发心绞痛的重要因素之一,临床常将抗血小板、抗凝血药用于心绞痛的防治。

一、硝酸甘油

(一)剂型规格

注射液剂:1mg/mL,2mg/mL,10mg/mL。

(二)适应证

用于冠心病心绞痛的治疗及预防,也可用于降低血压或治疗充血性心力衰竭。

(三)用法用量

注射液：将5%葡萄糖注射液或氯化钠注射液稀释后经静脉滴注，开始剂量为5μg/min，最好用输液泵恒速输入。用于降低血压或治疗心力衰竭，可每3~5分钟增加5μg/min，如在20μg/min时无效可以10μg/min递增，以后可20μg/min。患者对本药的个体差异很大，静脉滴注无固定适合剂量，应根据个体的血压、心率和其他血流动力学参数来调整用量。

(四)注意事项

①应使用能有效缓解急性心绞痛的最小剂量，过量可能导致耐受现象；②小剂量可能发生严重低血压，尤其在直立位时；③应慎用于血容量不足或收缩压低的患者；④发生低血压时可合并心动过缓，加重心绞痛；⑤加重肥厚梗阻型心肌病引起的心绞痛；⑥易出现药物耐受性；⑦如果出现视力模糊或口干，应停药；⑧剂量过大可引起剧烈头痛；⑨静脉滴注本品时，由于许多塑料输液器可吸附硝酸甘油，因此应采用非吸附本品的输液装置，如玻璃输液瓶等；⑩静脉使用本品时须采用避光措施。

(五)不良反应

头痛：可于用药后立即发生，可为剧痛和呈持续性；偶可发生眩晕、虚弱、心悸和其他直立性低血压的表现，尤其在直立、制动的患者；治疗剂量可发生明显的低血压反应，表现为恶心、呕吐、虚弱、出汗、苍白和虚脱；晕厥、面红、药疹和剥脱性皮炎均有报道。

(六)禁忌证

禁用于心肌梗死早期(有严重低血压及心动过速时)、严重贫血、青光眼、颅内压增高和已知对硝酸甘油过敏的患者。还禁用于使用枸橼酸西地那非(万艾可)的患者，后者增强硝酸甘油的降压作用。

(七)药物过量

过量可引起严重低血压、心动过速、心动过缓、传导阻滞、心悸、循环衰竭导致死亡、晕厥、持续搏动性头痛、眩晕、视力障碍、颅内压增高、瘫痪和昏迷并抽搐、面红、出汗、恶心与呕吐、腹部绞痛与腹泻、呼吸困难与高铁血红蛋白血症。

二、硝酸异山梨酯

(一)剂型规格

片剂：5mg，10mg。缓释片：20mg，40mg。乳膏剂：1.5g/10g。气雾剂：12.5g(含硝酸

异山梨酯0.125g)。注射剂:5mg/5mL,10mg/10mL,50mg/50mL。

(二)适应证

主要适用于心绞痛和充血性心力衰竭的治疗。

(三)用法用量

口服:预防心绞痛,一次5~10mg,一日2~3次。一日总量10~30mg,由于个体反应不同,需个体化调整剂量。舌下给药:一次5mg,缓解症状。静脉滴注:最适浓度为1支10mL安瓿注入200mL 0.9%氯化钠注射液或5%葡萄糖液中,或者5支5mL安瓿注入500mL 0.9%氯化钠注射液或5%葡萄糖液中,振摇数次,得到50μg/mL的浓度;亦可用10mL安瓿5支注入500mL输液中,得到100μg/mL的浓度。药物剂量可根据患者的反应调整,静脉滴注开始剂量30μg/min,观察0.5~1小时,如无不良反应可加倍,一日1次,10天为一个疗程。

(四)注意事项

使用过程中应严密观察患者的心率和血压。对甲状腺功能减退,营养不良,严重的肝或肾脏疾病及体重过低者也应谨慎注意。

(五)不良反应

和其他硝酸盐类药物一样,在使用过程中特别是在给药初期可能会因血管扩张,出现头痛、恶心等症状。

(六)禁忌证

禁用于贫血、头部创伤、脑出血、严重低血压或血容量不足和对硝酸盐类药物敏感的患者。

(七)药物过量

与血管过度扩张有关的反应有颅内压增高、眩晕、心悸、视力模糊、恶心与呕吐、晕厥、呼吸困难、出汗伴皮肤潮红或湿冷、传导阻滞与心动过缓、瘫痪、昏迷、癫痫发作或死亡,无特异的拮抗剂可对抗ISDN的血管扩张作用,用肾上腺素和其他动脉收缩剂可能弊大于利,处理方法包括抬高患者的下肢以促进静脉回流以及静脉补液。也可能发生高铁血红蛋白血症,治疗方法是静脉注射亚甲蓝1~2mg/kg。

三、戊四硝酯

(一)剂型规格

片剂:10mg,20mg。

(二)适应证

心绞痛的防治。

(三)用法用量

口服:一次 10~30mg,一日 3~4 次。

(四)注意事项

有严重肝肾功能损害的患者慎用;用药期间从卧位或坐位突然站起时须谨慎,以免突发体位性降压;如发生晕厥或低血压,应采用卧姿并使头部放低,吸氧并辅助呼吸;交叉过敏反应,对其他硝酸酯或亚硝酸酯过敏患者也可能对本品过敏,但属罕见。

(五)不良反应

常见的有:由直立性低血压引起的眩晕、头晕、昏厥、面颊和颈部潮红;严重时可出现持续的头痛、恶心、呕吐、心动过速、烦躁、皮疹、视力模糊,口干则少见。逾量时的临床表现,按发生率的多少,依次为:口唇指甲青紫、眩晕欲倒、头胀、气短、高度乏力、心跳快而弱、发热甚至抽搐。

(六)禁忌证

对本品过敏者、严重低血压、血容量减少、严重贫血、心力衰竭、青光眼和因脑出血或头部创伤而致颅内压增高的患者禁用。

(七)药物过量

过量可引起严重低血压、心动过速、心动过缓、传导阻滞、心悸、循环衰竭导致死亡、晕厥、持续搏动性头痛、眩晕、视力障碍、颅内压增高、瘫痪和昏迷并抽搐、脸红与出汗、恶心与呕吐、腹部绞痛与腹泻、呼吸困难与高铁血红蛋白血症。如发生本品严重毒性反应,应给予血浆扩容剂及适当的电解质溶液以维持循环功能,如发生高铁血红蛋白血症,应静脉注射亚甲蓝。

四、卡维地洛

(一)剂型规格

片剂:6.25mg,10mg,12.5mg,20mg,25mg。

(二)适应证

①原发性高血压:可单独用药,也可和其他降压药合用,尤其是噻嗪类利尿药。②心功能不全:轻度或中度心功能不全(NYHA 分级 Ⅱ 级或 Ⅲ 级),合并应用洋地黄类药物、利尿药和血管紧张素转换酶抑制药(ACED)。也可用于 ACEI 不耐受和使用或不使用洋地黄类药物、肼屈嗪或硝酸酯类药物治疗的心功能不全者。

（三）用法用量

剂量必须个体化,需在医师的密切监测下加量。

1.高血压

推荐起始剂量每次6.25mg,一日2次口服,如果可耐受,以服药后1小时的立位收缩压作为指导,维持该剂量7~14天,然后根据血药谷浓度时的血压,在需要的情况下增至每次12.5mg,一日2次。同样,剂量可增至每次25mg,一日2次。一般在7~14天内达到完全的降压作用。总量不得超过50mg/d,本品须和食物一起服用,以减慢吸收,降低直立性低血压的发生概率。在本品的基础上加用利尿药或在利尿药的基础上加用本品,预计可产生累加作用,扩大本品的直立性低血压作用。

2.心功能不全

在使用本品之前,洋地黄类药物、利尿药和ACEI(如果应用)的剂量必须稳定。推荐起始剂量每次3.125mg,一日2次,口服2周,如果可耐受,可增至每次6.25mg,一日2次。此后可每隔2周剂量加倍至患者可耐受的最大剂量。每次应用新剂量时,需观察患者有无眩晕或轻度头痛1小时。推荐最大剂量:体重<85kg者,每次25mg,一日2次;体重≥85kg者,每次50mg,一日2次。本品须和食物一起服用,以减慢吸收,降低直立性低血压的发生。每次增加剂量前,应评估心功能不全情况,如心功能恶化、血管扩张(眩晕、轻度头痛、症状性低血压)或心动过缓症状,以确定对卡维地洛的耐受性。一过性心功能不全恶化可通过增加利尿药剂量治疗,偶尔需要卡维地洛减量或暂时停药。血管扩张的症状对利尿药或ACEI减量治疗有反应,如果症状不能缓解,可能需卡维地洛减量。心功能不全恶化或血管扩张的症状稳定后,才可增加本品剂量。如果心功能不全患者发生心动过缓(脉搏<55次/分),必须减量。

（四）注意事项

1.肝损害

当出现肝功能障碍的首发症状(如瘙痒、尿色加深、持续食欲缺乏、黄疸、右上腹部压痛、不能解释的"流感"样症状)时,必须进行实验室检查。如果实验室检查证实存在肝损害或黄疸,必须立即停药。

2.外周血管疾病

β受体阻断药诱发或加重外周血管疾病患者的动脉血流不足症状。此类患者需小心使用。

3.麻醉和重大手术

如果周期性长期使用卡维地洛,则当使用对心脏有抑制作用的麻醉药,如乙醚、三甲烯和三氯乙烯时,须加倍小心。

4.糖尿病和低血糖

β受体阻断药可能掩盖低血糖症状,尤其是心动过速。

5.甲状腺功能亢进中毒症状

β受体阻断药可能掩盖甲状腺功能亢进的症状,如心动过速。突然停用β受体阻断药可能加重甲状腺功能亢进的症状或诱发甲状腺危象。

6.不能突然停药,尤其是缺血性心脏病患者。必须1~2周以上逐渐停药。

7.临床试验中卡维地洛可导致心动过缓,当脉搏<55次/分,必须减量。

8.直立性低血压和晕厥在首次服药30天内发生的危险度最高,为减少这些事件的发生,心功能不全患者的开始治疗剂量为每次3.125mg,每日2次;高血压患者为每次6.25mg,每日2次;缓慢加量,并且与食物同时服用。起始治疗期,患者必须小心,避免如驾驶或危险操作等情况。

9.罕见心功能不全患者肾功能恶化,尤其是低血压[收缩压<13.3kPa(100mmHg)]、缺血性心脏病和弥漫性血管疾病,和(或)潜在肾功能不全者,停药后肾功能恢复至基线水平,此类患者在加量时建议监测肾功能,如肾功能恶化,停药或减量。

10.卡维地洛加量期可能出现心功能不全恶化或体液潴留,必须增加利尿药,卡维地洛不加量直到临床稳定。偶尔需要卡维地洛减量或暂时停药。

11.嗜铬细胞瘤患者在使用β受体阻断药之前应先使用α受体阻断药。虽然卡维地洛具有β受体和α受体阻断活性,但尚无在这类患者中使用的临床经验。因此,怀疑嗜铬细胞瘤的患者使用卡维地洛时须小心。

12.变异型心绞痛患者使用非选择性β受体阻断药时可能诱发胸痛。虽然卡维地洛的α受体阻断活性可能预防心绞痛的发生,但尚无在这类患者中使用的临床经验。

13.变态反应的危险。

14.非过敏性气管痉挛(如慢性支气管炎和肺气肿)、支气管痉挛疾病的患者一般禁止使用β受体阻断药。

(五)不良反应

1.高血压

发生率≥1%的不良反应有:乏力、心动过缓、直立性低血压、体位依赖性水肿、下肢水肿、眩晕、失眠、嗜睡、腹痛、腹泻、血小板减少、高脂血症、背痛、病毒感染、鼻炎、咽炎、呼吸困难、泌尿道感染。发生率>0.1%且<1%的不良反应有:四肢缺血、心动过速、运动功能减退、胆红素尿、转氨酶增高、胸骨下疼痛、水肿、焦虑、睡眠紊乱、抑郁加

重、注意力不集中、思维异常、情绪不稳定、哮喘、男性性欲下降、皮肤瘙痒、红斑、斑丘疹、光过敏反应、耳鸣、尿频、口干、多汗、低钾、糖尿病、高脂血症、贫血、白细胞减少。发生率≤0.1%,但很重要:三度房室传导阻滞、束支传导阻滞、心肌缺血、脑血管障碍、惊厥、偏头痛、神经痛、脱发、剥脱性皮炎、健忘症、胃肠道出血、气管痉挛肺水肿、听力下降、呼吸性碱中毒、尿素氮增高、高密度脂蛋白下降及全血细胞减少。

2.心功能不全

发生率>2%,不考虑因果关系的不良事件:多汗、乏力、胸痛、水肿、发热、下肢水肿、心动过缓、低血压,晕厥、房室传导阻滞、心绞痛恶化、眩晕、头痛、腹泻、恶心、腹痛、呕吐、血小板减少、体重增加、痛风、尿素氮增加、高脂血症、脱水、高血容量、背痛、关节痛、肌痛、上呼吸道感染、鼻窦炎、气管炎、咽炎、泌尿道感染、血尿、视觉异常。发生率>1%且<2%:过敏、突然死亡、低血容量、直立性低血压、感觉减退、眩晕、黑便、牙周炎、谷丙转氨酶、谷草转氨酶升高、高尿酸尿、低血糖、低血钠、碱性磷酸酶增加、尿糖呈阳性、紫癜、嗜睡、肾功能异常及清蛋白尿。

(六)禁忌证

①NYHA分级Ⅳ级失代偿性心功能不全,需要静脉使用正性肌力药物患者;②气管痉挛(2例报道持续性哮喘患者服用单剂卡维地洛死亡)或相关的气管痉挛状态;③Ⅱ度或Ⅲ度房室传导阻滞;④病态窦房结综合征;⑤心源性休克;⑥严重心动过缓;⑦临床严重肝功能不全患者;⑧对本品过敏者禁用;⑨糖尿病酮症酸中毒、代谢性酸中毒。

(七)药物过量

药物过量可能导致严重低血压、心动过缓、心功能不全、心源性休克和心搏骤停,也可能出现呼吸系统问题、气管痉挛、呕吐、神志丧失和抽搐。患者应平卧位,如果需要可给予重病特别护理。可能使用洗胃和催吐剂。可能使用下列药物:①严重心动过缓,给予阿托品2mg静脉注射。②支持心血管功能,每隔30秒高血糖素5~10mg静脉注射,随后5mg/h静脉点滴。应及时给予心血管支持治疗,包括心肺监测、抬高下肢、注意循环血容量和尿量。根据体重和疗效使用拟交感神经药(如多巴胺、异丙肾上腺素、肾上腺素)。③如果外周血管扩张明显,在持续循环监测的条件下,可能需要使用异丙肾上腺素、肾上腺素。对于药物治疗无效的心动过缓,应安装起搏器。对于气管痉挛,应给予β拟交感神经药(气雾剂或静脉用药)或静脉用氨茶碱。抽搐时,缓慢静推地西泮或氯硝西泮。④严重药物过量致休克时,解救药物过量的治疗药物必须持续使用至卡维地洛的7~10个半衰期。

五、盐酸地尔硫䓬

(一)剂型规格

片剂：30mg，60mg，90mg。缓释片：30mg，60mg，90mg。缓释胶囊：90mg。注射剂：10mg，50mg。

(二)适应证

治疗心绞痛、高血压。由冠状动脉痉挛所致的心绞痛，包括静息时心绞痛或变异型心绞痛，或是冠状动脉阻塞所致的劳力性心绞痛，静脉注射可用于控制心房颤动时的心室率。亦用于治疗肥厚性心肌病。

(三)用法用量

静脉注射：成人用量，初次为10mg，临用前用氯化钠注射液或葡萄糖注射液溶解、稀释成1%浓度，在3分钟内缓慢注射，或按体重0.15~0.25mg/kg计算剂量，15分钟后可重复，也可按体重每分钟5~15μg/kg静脉滴注。

(四)注意事项

①用于治疗室上性心动过速，须心电图监测。②肝肾功能不全患者如需应用，剂量应特别谨慎。③本品在肝内代谢，由肾和胆汁排泄，长期给药应定期实验室监测。肝、肾功能受损患者应用本品应谨慎。④皮肤反应可为暂时的，继续应用可以消失，但皮疹进展可发展到多形红斑和(或)剥脱性皮炎，如皮肤反应持续应停药。

(五)不良反应

最常见的不良反应和发生率为：水肿(2.4%)、头痛(2.1%)、恶心(1.9%)、眩晕(1.5%)、皮疹(1.3%)、无力(1.2%)。不常有的(<1%)有以下情况：

1.心血管系统

心绞痛、心律失常、房室传导阻滞(Ⅰ度、Ⅱ度、Ⅲ度)、心动过缓、束支传导阻滞、充血性心力衰竭、心电图异常、低血压，心悸、晕厥、心动过速、室性期前收缩。①本品延长房室交界不应期，除病窦综合征外并不明显延长窦房结恢复时间，罕见情况下此作用可异常减慢心率(特别在病窦综合征患者)或致Ⅱ度或Ⅲ度房室传导阻滞。本品与β受体阻断药或洋地黄同用可导致对心脏传导的协同作用。②虽本品有负性肌力作用，但在对心室功能正常的人进行的血流动力学研究中显示无心脏指数降低或对收缩性(dp/dt)持续负性作用。在心室功能受损的患者单用本品或与β受体阻断药同用的经验有限，因而这些患者应用本品须谨慎。③低血压者应用本品治疗偶可致症状性低血压。

2.神经系统

多梦、遗忘、抑郁、步态异常、幻觉、失眠、神经质、感觉异常、性格改变、嗜睡、震颤。

3.消化系统

畏食、便秘、腹泻、味觉障碍、消化不良、口渴、呕吐、体重增加。应用本品时急性肝损害为罕见情况,有碱性磷酸酶、乳酸脱氢酶、门冬氨酸氨基转移酶、丙氨酸氨基转移酶明显增高和其他伴有急性肝损害现象,停药可以恢复。

4.皮肤

瘀点、光敏感性、瘙痒、荨麻疹,注射局部发红。

5.其他

弱视、呼吸困难、鼻出血、易激惹、高血糖、高尿酸血症、阳痿、肌痉挛、鼻充血、耳鸣、夜尿增多、多尿、骨关节痛。

6.不常有的不良反应

脱发、多形性红斑、锥体外系综合征、齿龈增生、溶血性贫血、出血时间延长、白细胞减少、紫癜、视网膜病和血小板减少,亦有报道发生剥脱性皮炎。

(六)禁忌证

①注射剂妊娠女性禁用;②病窦综合征;③Ⅱ度或Ⅲ度房室传导阻滞(以上两种情况安置心室起搏器则例外);④低血压,<12kPa(<90mmHg);⑤对本品过敏者;⑥急性心肌梗死和肺充血者。

(七)药物过量

本品过量反应有:心动过缓、低血压、心脏传导阻滞和心力衰竭。过量反应可考虑应用以下方法:①心动过缓,给予阿托品0.6~1mg,如无迷走阻滞反应,谨慎应用异丙肾上腺素;②高度房室传导阻滞,应用起搏器治疗;③心力衰竭,给予正性肌力药物(多巴胺或多巴酚丁胺)和利尿药;④低血压,给予升压药(多巴胺或去甲肾上腺素)。

六、双嘧达莫

(一)剂型规格

片剂:25mg。注射剂:10mg/2mL。

(二)适应证

①本药主要利用其抗血小板聚集作用,与阿司匹林合用于短暂性脑缺血发作(TIA)和缺血性脑卒中患者预防脑卒中的发作(二级预防)及冠心病的治疗;②本品与华法林合用,防止人工瓣膜置换术后血栓形成;③本品静脉注射剂利用其血管扩张作用,用于超声心动图负荷试验及核素心肌灌注扫描时的"双嘧达莫试验"诱发心肌缺血,作为冠心病的一种辅助检查手段,并确定心肌缺血范围。可作为不能进行运动试验患者的一种替代性检查方法。

(三)用法用量

①用于血栓栓塞性疾病时:在短暂性脑缺血发作(TIA)和缺血性脑卒中患者,推荐应用本品25~100mg,一日3~4次,并联合应用小剂量阿司匹林;②冠心病患者可应用25~50mg,一日3次;③本品静脉注射用于双嘧达莫实验。

(四)注意事项

①可引起外周血管扩张,故低血压患者应慎用;②不宜与葡萄糖以外的其他药物混合注射;③与肝素合用可引起出血倾向;④有出血倾向患者慎用;⑤已有的研究未发现本品有致畸作用,在妊娠女性限用于有明确适应证者;⑥本药通过乳汁分泌,故用于哺乳期女性应谨慎;⑦在儿童中应用的安全性未确立。

(五)不良反应

常见的不良反应有头晕、头痛、呕吐、腹泻、面部潮红、皮疹和瘙痒,罕见心绞痛和肝功能不全。不良反应持续或不能耐受者少见,停药后可消除。

(六)禁忌证

对双嘧达莫过敏者禁用。

(七)药物过量

如果发生低血压,必要时可用升压药。急性中毒症状在啮齿动物有共济失调、运动减少和腹泻,在狗中有呕吐、共济失调和抑郁。双嘧达莫与血浆蛋白高度结合,透析可能无益。

七、曲美他嗪

(一)剂型规格

片剂:20mg。

(二)适应证

临床适用于冠状动脉功能不全、心绞痛、陈旧性心肌梗死等。对伴有严重心功能不全者可与洋地黄并用。

（三）用法用量

口服：一次20mg，一日3次，饭前服。

（四）注意事项

①可产生食欲缺乏、恶心、呕吐、失眠、头痛等反应；②新近心肌梗死患者忌用。

八、卡波罗孟

（一）剂型规格

片剂：75mg。注射剂：40mg。气雾剂：14g，内含本品350mg（可供揿吸约200次）。

（二）适应证

对冠状血管有选择性的扩张作用。作用开始慢，持续时间长。长期服用能促使侧支循环形成。此外又能抑制血小板的聚集，防止血栓形成。可用于慢性冠状动脉脉功能不全及预防心绞痛的发作。还可用于预防手术、麻醉时引起的冠状动脉脉循环障碍及心律失常。

（三）用法用量

口服：一次75~150mg，一日3次。重症于开始时可一次口服150mg，一日4次，待症状改善后减至一次口服75mg，一日3~4次。肌内注射或静脉注射：一次20~40mg，一日1~2次。必要时可静脉滴注，一次40~80mg。喷雾吸入：每次揿吸2~3次（相当于本品3~5mg），一日3次。

（四）注意事项

静脉注射过快可引起短暂面部潮红、胸部热感、心悸等，静脉注射液宜以5%葡萄糖10~20mL稀释后慢推（3~5分钟推完）。

第二节　降血压药

一、雷米普利

（一）剂型规格

片剂：1.25mg，2.5mg，5mg，10mg。

（二）适应证

①用于原发性高血压，可单用或与其他降压药合用；②用于充血性心力衰竭，可

单用或与强心药、利尿药合用;③急性心肌梗死(2~9天)后出现的轻至中度心力衰竭(NYHAⅡ级和NYHAⅢ级)。

(三)用法用量

1. 成人常规剂量

口服给药。①原发性高血压:开始剂量为一次2.5mg,一日1次晨服。根据患者的反应,如有必要,在间隔至少3周后将剂量增至一日5mg。维持量为一日2.5~5mg,最大用量为20mg。如本药5mg的降压效果不理想,应考虑合用利尿药等。②充血性心力衰竭:开始剂量为一次1.25mg,一日1次,根据需要1~2周后剂量加倍,一日1次或分2次给药。一日最大用量不超过10mg。③急性心肌梗死后(2~9天)轻到中度心力衰竭患者:剂量调整只能在住院的情况下对血流动力学稳定的患者进行。必须非常严密监测合并应用抗高血压药的患者,以免血压过度降低。起始剂量常为一次2.5mg,早晚各1次。如果该起始剂量患者不能耐受(如血压过低),应采用一次1.25mg,早晚各1次。随后根据患者的情况,间隔1~2天剂量可加倍,至最大日剂量10mg,早晚各1次。本药应在心肌梗死后2~9天内服用,建议用药时间至少15个月。

2. 肾功能不全时剂量

开始剂量为一日1.25mg,最大日剂量为5mg。

3. 肝功能不全时剂量

肝功能不全者对本药的反应可能升高或降低,在治疗初始阶段应密切监护。一日最大用量为2.5mg。

4. 老年人剂量

老年患者(>65岁)应考虑采用低起始剂量(1.25mg/d),并根据血压控制的需要仔细调整用量。

5. 其他疾病时剂量

有血压大幅度降低危险的患者(如冠状动脉血管或者脑血管狭窄者)应考虑采用低起始剂量(1.25mg/d)。

(四)注意事项

1. 禁忌证

(1)对本药或其他ACEI过敏者。

(2)血管神经性水肿,包括:①使用其他ACEI曾引起血管神经性水肿;②遗传性血管性水肿;③特发性血管性水肿。

(3)妊娠女性。

（4）哺乳期女性。

（5）孤立肾、移植肾、双侧肾动脉狭窄而肾功能减退者。

（6）原发性醛固酮增多症患者。

（7）血流动力学相关的左心室流入流出障碍（如主动脉或二尖瓣狭窄）或肥厚型心肌病患者。

（8）急性心肌梗死后出现轻至中度心力衰竭的患者，伴有以下情况时禁用本药：①持续的低血压[收缩压<12kPa（90mmHg）]；②直立性低血压[坐位1分钟后收缩压降低≥2.7kPa（20mmHg）]；③严重心力衰竭（NYHAⅣ）；④不稳定性心绞痛；⑤威胁生命的室性心律失常；⑥肺源性心脏病。

（9）因缺乏治疗经验，本药还禁用于下列情况：①正接受甾体、非甾体类抗感染药物，免疫调节剂和（或）细胞毒化合物治疗的肾病患者；②透析患者；③原发性肝脏疾病或肝功能损害患者；④未经治疗的、失代偿性心力衰竭患者；⑤儿童。

2.慎用

（1）多种原因引起的粒细胞减少（如中性粒细胞减少症、发热性疾病、骨髓抑制、使用免疫抑制药治疗、自身免疫性疾病如胶原性血管病、系统性红斑狼疮等引起者）。

（2）高钾血症。

（3）脑或冠状动脉供血不足（血压降低可加重缺血，血压如大幅度下降可引起心肌梗死或脑血管意外）。

（4）肾功能障碍（可致血钾增高、白细胞减少，并使本药潴留）。

（5）严重心力衰竭或血容量不足。

（6）肝功能不全。

（7）严格饮食限制钠盐或进行透析治疗者（首剂可能出现突然而严重的低血压）。

（8）主动脉瓣狭窄或肥厚性心肌病。

（9）缺钠的患者（应用本药可能突然出现严重低血压与肾功能恶化）。

（10）外科手术/麻醉。

3.药物对儿童的影响

未对本药进行儿童用药的研究，故本药禁用于儿童患者。

4.药物对老年人的影响

老年患者（>65岁）对ACEI的反应较年轻人明显，同时使用利尿药、有充血性心力衰竭或肝肾功能不全的老年患者，应慎用本药。

5.药物对妊娠的影响

妊娠女性(尤其妊娠中晚期)服用本药可能导致胎儿损伤甚至死亡,故妊娠女性禁用本药。美国食品药品监督管理局(FDA)对本药的妊娠安全性分级为C级(妊娠早期)和D级(妊娠中晚期)。

6.药物对哺乳的影响

本药可通过乳汁分泌,哺乳期女性禁用。

7.用药前后及用药时应当检查或监测

(1)建议短期内检查血清电解质、肌酐浓度和血常规(尤其是白细胞计数),尤其是在治疗开始时,以及处于危险中的患者(肾功能损害和结缔组织疾病患者),或者使用其他可能引起血常规变化的药物治疗的患者(如免疫抑制药、细胞抑制药、别嘌呤醇、普鲁卡因胺)。肾功能障碍或白细胞缺乏者,在最初3个月内应每2周检查白细胞计数及分类计数1次,此后定期检查。用药期间,如有发热、淋巴结肿大和(或)咽喉疼痛症状,应立即检查白细胞计数。

(2)尿蛋白检查,每月1次。

(3)用药前和用药期间,应定期检查肝功能。

(4)在较高肾素–血管紧张素系统活性患者,由于ACE的抑制,存在突然出现明显血压下降和肾功能损害的危险。在这种情况下,如果第一次使用本药或者增加剂量,应严密监测血压,直到预期不会出现进一步的急性血压下降。

(五)不良反应

在使用本药或其他ACEI治疗期间,可能发生下列不良反应。

1.心血管系统

当本药和(或)利尿药增量时,偶可见血压过度降低(低血压、直立性低血压),表现为头晕、注意力丧失、出汗、虚弱、视觉障碍等症状,尤其是在使用本药治疗的初始阶段和伴有盐和(或)体液流失的患者(如已采用利尿治疗)、心力衰竭患者(尤其是急性心肌梗死后)和严重高血压患者;罕见晕厥。可能与血压明显下降相关的不良反应还有心动过速、心悸、心绞痛、心肌梗死、短暂性脑缺血发作(TIA)、缺血性脑卒中。可能出现心律失常或心律失常加重,血管狭窄引起的循环紊乱加重,还可能出现血管炎。

2.泌尿生殖系统

偶见肾损害或肾损害加重,个别病例可出现急性肾衰竭。罕见蛋白尿及蛋白尿伴肾功能恶化。有肾血管疾病(如肾动脉狭窄)、肾移植或伴有心力衰竭的患者容易出现这种情况。原来有蛋白尿的患者尿蛋白可能增加,但糖尿病肾病患者蛋白的排泄也可能减少。本药也有出现阳痿和性欲降低的报道。

3.代谢/内分泌系统

偶见血钠降低及血钾升高,后者主要发生在肾功能不全者或使用保钾利尿药的患者。在糖尿病患者可观察到血钾浓度的升高。本药极少引起男子乳腺发育。

4.呼吸系统

可出现刺激性干咳,夜间和平卧时加重,在女性和非吸烟者中更常见。少见支气管痉挛,呼吸困难,支气管炎,鼻窦炎或鼻炎,血管神经性水肿所致喉、咽和(或)舌水肿(黑种人 ACEI 治疗期间血管水肿的发生率较非黑种人高)。还可能出现支气管痉挛(特别是刺激性咳嗽的患者)。

5.消化系统

可见胃痛、恶心、呕吐、上腹部不适(某些病例胰酶升高)和消化功能紊乱。少见呕吐,腹泻,便秘,食欲丧失,口腔黏膜、舌或消化道炎症,口腔发干,口渴,肝功能异常(包括急性肝功能不全),肝炎,胰腺炎和肠梗阻(不全梗阻)。罕见致命性肝坏死。如果出现黄疸或显著的肝功能升高,必须停药并进行监护治疗。

6.皮肤

可见皮疹(个别病例为斑丘疹或苔藓样疹或黏膜疹)、风疹、瘙痒症,或者累及唇、面部和(或)肢体的血管神经性水肿,此时需停药。也可能发生较轻微的非血管神经性的水肿,如踝关节周围水肿。少见多形性红斑、Stevens-Johnson 综合征或者中毒性表皮坏死溶解。罕见天疱疮、银屑病恶化、银屑病样或天疱疮样皮肤或者黏膜病损、皮肤对光过敏、颜面潮红、脱发、甲癣及加重或诱发雷诺现象。某些皮肤反应可能伴有发热、肌肉痉挛、肌痛、关节痛、关节炎、血管炎、嗜酸性粒细胞增多和(或)抗核抗体滴度增加。如发生严重的皮肤反应则应立即停药。

7.精神神经系统

少见头痛和疲劳,罕见困倦和嗜睡、抑郁、睡眠障碍、性欲减退、感觉异常、平衡失调、意识模糊、焦虑、神经质、疲乏、颤抖、听力障碍(如耳鸣)、视物模糊和味觉紊乱或者短暂丧失。

8.血液

可出现红细胞计数和血红蛋白浓度或血小板计数偶有下降,尤其在肾功能损害,结缔组织病或同时服用别嘌呤醇、普鲁卡因胺或一些抑制免疫反应药物的患者中。罕见贫血、血小板减少、中性粒细胞减少、嗜酸性粒细胞增多,个别患者出现粒细胞减少症或全血细胞减少(可能为骨髓抑制所致)、葡萄糖-6-磷酸脱氢酶缺乏症。

9.其他

尚未发现本药有致突变或致癌作用。

(六)药物相互作用

1.药物-药物相互作用

(1)与其他降压药合用时降压作用加强。其中,与引起肾素释放或影响交感活性的药物同用,较两者的相加作用大;与β受体阻断药合用,较两者的相加作用小。

(2)与催眠药、镇静药、麻醉药合用,血压明显下降。

(3)与其他扩血管药合用可能导致低血压,如合用,应从小剂量开始。

(4)与钾盐或保钾利尿药(如螺内酯、氨苯蝶啶、阿米洛利)合用可能引起血钾过高,合用时须严密监测血钾浓度。

(5)本药能增强口服降糖药(如磺胺类及双胍类)和胰岛素的降糖效果,应注意有可能引起血糖过度降低。

(6)与锂盐合用可降低锂盐的排泄,由此增强锂的心脏和神经毒性,故应密切监测血锂浓度。

(7)非甾体类抗感染药物、镇痛药(如吲哚美辛,阿司匹林):可能减弱本药的降压效果,还可能增加肾功能损害和血清钾浓度升高的危险。

(8)麻黄含麻黄碱和伪麻黄碱,可降低抗高血压药的疗效。使用本药治疗的高血压患者应避免使用含麻黄的制剂。

(9)本药与地高辛、醋硝香豆素无明显相互作用。

(10)氯化钠可减弱本药的降压作用和缓解心力衰竭症状的效果。

(11)拟交感类血管升压药(如肾上腺素):可能减弱本药的降压效果(推荐严密监测血压)。

(12)与别嘌醇、普鲁卡因胺、细胞生长抑制药、免疫抑制药(如硫唑嘌呤)、有全身作用的皮质醇类和其他能引起血常规变化的药物合用,增加血液学反应的可能性,尤其导致血液白细胞计数下降,白细胞减少。

(13)与环孢素合用可使肾功能下降。

(14)与别嘌醇合用可引起超敏反应。

(15)与肝素合用,可能升高血清钾浓度。

(16)服用本药同时使用昆虫毒素脱敏治疗,存在严重过敏样反应的危险(如威胁生命的休克)。

2.药物-乙醇/尼古丁相互作用

乙醇可提高本药的降压能力,本药可加强乙醇的效应。

3.药物-食物相互作用

从饮食中摄取过量的盐可能会减弱本药的降压效果。

二、缬沙坦

(一)剂型规格

胶囊:40mg,80mg,160mg。

(二)适应证

用于治疗各类轻至中度高血压,尤其适用于对ACEI不耐受的患者。可单独或与其他抗高血压药物(如利尿药)联合应用。

(三)用法用量

1.成人常规剂量

口服给药:推荐剂量为一次80mg,一日1次,可以在进餐时或空腹服用,建议每日在同一时间用药(如早晨)。降压作用通常在服药2周内出现,4周时达到最大疗效。对血压控制不满意的患者,2~4周后可增至一次160mg,一日1次,也可加用利尿药。维持量为一次80~160mg,一日1次。

2.肾功能不全时剂量

轻至中度肾功能不全患者无须调整剂量。

3.肝功能不全时剂量

非胆管源性及胆汁淤积性肝功能不全患者无须调整剂量。轻至中度肝功能不全患者本药剂量不应超过一日80mg。

4.老年人剂量

老年患者不需调整给药剂量。

(四)注意事项

1.禁忌证

①对本药或其他血管紧张素受体拮抗药过敏者;②妊娠女性;③对严重肾衰竭(肌酐清除率<10mL/min)患者(尚无用药经验)。

2.慎用

①肝、肾功能不全者;②单侧或双侧肾动脉狭窄者;③低血钠或低血容量者;④胆汁淤积或胆管阻塞者;⑤主动脉瓣或左房室瓣狭窄患者;⑥血管神经性水肿患者;⑦冠

状动脉疾病患者;⑧肥厚型心肌病患者;⑨需要全身麻醉的外科手术患者。

3.药物对儿童的影响

本药在小儿中的用药安全性和疗效尚不明确。尚无儿童用药的经验。

4.药物对老年人的影响

尽管本药对老年人的全身性影响多于年轻人,但并无任何临床意义。

5.药物对妊娠的影响

动物试验发现本药可致胎仔发育损害和死亡。尽管目前尚无人类用药经验,但鉴于 ACEI 的作用机制,不能排除对胎儿的危害;胎儿从妊娠中期开始出现肾灌注,后者依赖于肾素-血管紧张素-醛固酮系统(RAAS)的发育,妊娠中、晚期应用本药,风险增高。因此,同任何直接作用于 RAAS 的药物一样,本药不能用于妊娠女性。美国 FDA 对本药的妊娠安全性分级为 C 级(妊娠早期)和 D 级(妊娠中、晚期)。

6.药物对哺乳的影响

动物试验本药可经乳汁排泄,但尚不明确在人体是否如此,故哺乳期女性不宜用药。

7.用药前后及用药时应当检查或监测血压、肾功能。

(五)不良反应

患者对本药耐受良好,不良反应较少且短暂、轻微,一般不需中断治疗。与 ACEI 比较,本药很少引起咳嗽。

1.发生率>1%的不良反应有头痛、头晕、病毒感染、上呼吸道感染、疲乏、眩晕、腹泻、腹痛、恶心、关节痛等。

2.发生率<1%的不良反应有水肿、虚弱无力、失眠、皮疹、性欲减退,尚不知这些反应是否与本药治疗有因果关系。

3.罕见血管神经性水肿、皮疹、瘙痒及其他超敏反应(如血清病、血管炎等过敏性反应)。

4.实验室检查发现,极个别患者发生血红蛋白和血细胞比容降低、中性粒细胞减少,偶见血清肌酐、血钾、总胆素和肝功能指标升高。

5.尚未观察到本药有致突变、致畸或致癌作用。在临床试验中,极少数患者可出现关节炎、乏力、肌肉痛性痉挛、肌肉痛。

6.其他:少数患者可出现病毒感染。

（六）药物相互作用

1. 与利尿药合用可增强降压作用。

2. 与保钾利尿药（如螺内酯、氨苯蝶啶、阿米洛利）、补钾药或含钾盐代用品合用时，可使血钾升高。

3. 本药可增加锂剂的毒性反应，可能是增加锂剂在肾脏近曲小管的重吸收所致。

4. 麻黄含有麻黄碱和伪麻黄碱，可降低抗高血压药的疗效。使用本药治疗的高血压患者应避免使用含麻黄的制剂。

5. 尽管本药有较高血浆蛋白结合率，但体外实验表明，本药与其他血浆蛋白结合率高的药物（如双氯芬酸、呋塞米和华法林）之间无血浆蛋白结合方面的相互作用。

6. 与地高辛、西咪替丁、阿替洛尔、氨氯地平、吲哚美辛、氢氯噻嗪、格列本脲等联合用药时，未发现有临床意义的相互作用。

7. 由于本药基本不被代谢，所以它与细胞色素 P_{450} 酶系统的诱导剂或抑制药通常不会发生有临床意义的相互作用。

三、利舍平

（一）剂型规格

利舍平片：0.1mg，0.25mg。利舍平注射液：1mg/mL，2.5mg/mL。

（二）适应证

1. 用于轻、中度原发性高血压，尤其适用于伴精神紧张的患者，也常与肼屈嗪、氢氯噻嗪等合用治疗严重和晚期高血压。注射液可用于高血压危象，但不推荐本药作为高血压治疗的第一线药物。

2. 用于精神病性躁狂症状。

（三）用法用量

1. 成人常规剂量

（1）口服给药：高血压，一次 0.1~0.25mg，一日 1 次，经过 7~14 天的剂量调整期，以最小有效剂量确定维持量。一次最大用量为 0.5mg。

（2）肌内注射：高血压危象，初量为 0.5~1mg，以后按需要每 4~6 小时肌内注射 0.4~0.6mg。

2. 儿童常规剂量

口服给药：一日按体重 0.005~0.02mg/kg 或按体表面积 0.15~0.6mg/m² 给药，分 1~2 次服用。

(四)注意事项

1.交叉过敏

对萝芙木制剂过敏者对本药也过敏。

2.禁忌证

①对本药或萝芙木制剂过敏者;②活动性胃溃疡患者;③溃疡性结肠炎患者;④抑郁症(尤其是有自杀倾向的抑郁症)患者;⑤妊娠女性。

3.慎用

①心律失常、心肌梗死患者;②癫痫患者;③胆石症(本药可促使胆绞痛发作);④帕金森病;⑤有精神抑郁史者;⑥嗜铬细胞瘤;⑦肾功能不全者;⑧有胃溃疡、胃肠功能失调等病史者;⑨呼吸功能差的患者;⑩年老体弱者、哺乳期女性。

4.药物对妊娠的影响

本药能透过胎盘,可使胎儿发生呼吸困难及呼吸道阻塞而危及胎儿生命。另外,还可能导致新生儿呼吸系统抑制、鼻充血、发绀、食欲减退、嗜睡、心动过缓、新生儿紧抱反射受抑制等。美国FDA对本药的妊娠安全性分级为C级。

5.药物对哺乳的影响

本药可进入乳汁,引起婴儿呼吸道分泌增多、鼻充血、发绀、体温降低和食欲减退,哺乳期女性应用时应权衡利弊。

6.药物对检验值或诊断的影响

(1)可干扰尿中17羟及17酮的测定。

(2)可使血清催乳素浓度增高。

(3)短期大量注射本药,可使尿中儿茶酚胺排出增多,而长期使用则减少。

(4)肌内注射本药,尿中香草杏仁酸排出最初增加约40%,第2日减少,长期给药总排出量减少。

(五)不良反应

1.心血管系统

较少见心律失常、心动过缓、直立性低血压、下肢水肿等。

2.呼吸系统

较多见鼻塞,较少见支气管痉挛等。

3.精神神经系统

常见头痛、注意力不集中、精神抑郁、神经紧张、焦虑、多梦、梦呓、清晨失眠,较少见手指强硬颤动等。精神抑郁的发生较隐匿,可致自杀,可出现于停药之后,并持续数月。

4.消化系统

较多见口干、食欲减退、恶心、呕吐、腹泻等。较少见胃痛、呕血及柏油样大便。胆石症患者还可促发胆绞痛。

5.泌尿生殖系统

常见性欲减退,可致阳痿。

(六)药物相互作用

1.药物与药物相互作用

(1)与利尿药或其他降压药合用,可使降压作用加强,应注意调整剂量。

(2)与中枢神经抑制药合用,可使中枢抑制作用加重。

(3)可使β受体阻滞药作用增强,导致心动过缓。

(4)胍乙啶及其同类药与本药合用,可增加直立性低血压、心动过缓及精神抑郁等不良反应。

(5)与洋地黄毒苷或奎尼丁合用,可引起心律失常,虽在常用剂量甚少发生,但大剂量使用时须小心。

(6)与肾上腺素、异丙肾上腺素、去甲肾上腺素、间羟胺、去氧肾上腺素等合用,可使拟肾上腺素类药物的作用时间延长。

(7)与左旋多巴合用,可引起多巴胺耗竭而致帕金森病发作。

(8)与麻黄碱、苯丙胺等合用,可使儿茶酚胺贮存耗竭,使拟肾上腺素类药物的作用受抑制。

(9)与三环类抗抑郁药合用,本药的降压作用减弱,抗抑郁药作用也受干扰。

(10)与布洛芬合用,可使本药降压效果减弱。

(11)本药可通过耗竭去甲肾上腺素的贮存而使美芬丁胺无效。

(12)育亨宾可使本药的降压作用减弱。

2.药物-乙醇/尼古丁相互作用

本药与乙醇同用,可使中枢抑制作用加重。

四、地巴唑

(一)剂型规格

地巴唑片:10mg,20mg,30mg。注射液:10mg/mL。滴眼液:8mg/mL。

(二)适应证

1.用于轻度高血压,也可用于妊娠高血压综合征。

2.用于心绞痛。

3.用于脑血管痉挛及内脏平滑肌痉挛。

4.用于脊髓灰质炎后遗症、外周颜面神经麻痹等神经疾患。

5.滴眼液用于青少年假性近视。

(三)用法用量

1.成人常规剂量

(1)口服给药:①高血压、胃肠痉挛,一次 10~20mg,一日 3 次,一日最大量为 150mg;②神经疾患,一次 5~10mg,一日 3 次。

(2)静脉注射:脑血管痉挛,一次 10~20mg。

(3)皮下注射:高血压、胃肠痉挛等,10~20mg。

2.儿童常规剂量

经眼给药治疗青少年假性近视:本药滴眼液,首次使用时,每小时 4 次(每隔 15 分钟 1 次,每侧一次 1 滴,滴后闭目 5~10 分钟),用后查视力对比。以后每天睡前 1 小时滴 4 次,或上、下午各滴 2~3 次,连用 7~14 天以巩固并提高疗效。

(四)注意事项

1.禁忌证:①血管硬化症患者;②有单纯疱疹病毒发病史(即鼻翼两旁和四周有成簇性水疱)者,不宜用本药滴眼液。

2.慎用:尚不明确。

3.药物对妊娠的影响尚不明确。

(五)不良反应

1.可有多汗、头痛、发热等。大剂量时可引起多汗、面部潮红、轻度头痛、头晕、恶心、血压下降。

2.使用滴眼液可见眼部刺激反应。

(六)药物相互作用

药物-药物相互作用尚不明确。

第三节 抗动脉粥样硬化药

动脉粥样硬化是缺血性心脑血管病的病理基础。在我国,心脑血管病发病率与死亡率近年也明显增加。因而,抗动脉粥样硬化药的研究日益受到重视。动脉粥样硬化病因、病理复杂,本类药物涉及面较广。本节主要介绍调血脂药抗氧化药、多烯脂肪酸类及保护动脉内皮药等。

血脂以胆固醇酯(CE)和三酰甘油(TG)为核心,胆固醇(Ch)和磷脂(PL)构成球形颗粒。再与载脂蛋白(apo)相结合,形成脂蛋白溶于血浆进行转运与代谢。脂蛋白可分为乳糜微粒(CM)、极低密度脂蛋白(VLDL)、中间密度脂蛋白(IDL)、低密度脂蛋白(LDL)和高密度脂蛋白(HDL)等。

一、HMG-CoA还原酶抑制药

羟基甲基戊二酸单酰辅酶A(HMG-CoA)还原酶抑制药,又称为他汀类药,从真菌培养液中提取,用于临床的有洛伐他汀、普伐他汀、辛伐他汀以及人工合成的氟伐他汀、阿托伐他汀等。

(一)体内过程

除氟伐他汀口服吸收完全而迅速,不受食物的影响外,其他药物口服均吸收不完全,且易受食物的影响。药物大部分经肝代谢灭活,小部分经肾原形排泄。

(二)药理作用

HMG-CoA还原酶是合成胆固醇的限速酶,因此能在肝脏竞争抑制HMG-CoA还原酶,从而阻碍内源性胆固醇的合成,降低血浆总胆固醇水平。此外,他汀类药物还具有提高血管平滑肌对扩张血管物质的反应性,抑制血管平滑肌细胞增生、迁移和促进其凋亡,减少动脉壁泡沫细胞的形成,抑制巨噬细胞和单核细胞的黏附和分泌功能,抑制血小板聚集等作用。

(三)临床应用

是原发性高胆固醇血症、杂合子家族性高胆固醇血症,以及糖尿病和肾性高脂血症的首选药。

(四)不良反应

该类药物不良反应轻,少数患者可有:①轻度胃肠道反应、头痛和皮疹;②血清转氨酶升高,肝病患者慎用或禁用;③无力、肌痛、肌酸磷酸激酶(CPK)升高等骨骼肌溶解症状,普伐他汀不易进入骨骼肌细胞,此反应轻,与苯氧酸类、烟酸类、红霉素、环孢素合用则症状加重。

二、胆汁酸结合树脂

胆汁酸结合树脂是碱性阴离子交换树脂,不溶于水,不易被消化酶破坏,常用药物有考来烯胺(消胆胺)和考来替泊(降胆宁)。胆固醇在肝脏经7-α羟化酶转化为胆汁酸排入肠道,95%被肠道重吸收形成肝肠循环,胆汁酸可反馈抑制7-α羟化酶而减少胆汁酸的合成,肠道胆汁酸有利于胆固醇的吸收。这类药物与胆汁酸结合而妨碍胆固醇的吸收,达到降血脂的目的,主要用于治疗高胆固醇血症。常见的不良反应是恶心、腹胀、便秘等;长期使用可引起脂溶性维生素缺乏;该药以氯化物形式出现,可引起高氯性酸中毒;可妨碍噻嗪类、香豆素类、洋地黄类药物吸收。

三、烟酸

烟酸是广谱调血脂药,用药1~4天可使VLDL和TG下降,与考来烯胺合用作用增强。其调血脂作用可能与抑制脂肪酶活性,肝脏合成TG的原料减少而使VLDL合成减少,继而引起LDL生成较少有关。可用于高脂血症和心肌梗死的治疗。可引起皮肤潮红、瘙痒等,服药前30分钟服用阿司匹林可缓解;也可引起恶心、呕吐、腹泻等胃肠刺激症状;大剂量可引起高血糖和高尿酸血症及肝功能异常。

四、苯氧酸类

苯氧酸类常用药物有吉非罗齐(吉非贝齐)、苯扎贝特、非诺贝特、环丙贝特等。此类药物可明显降低血浆TG、VLDL,中度降低TC和LDL-C,升高HDL。此外还具有抑制血小板聚集、抗凝血、降低血浆黏度、增加纤溶酶活性作用。该类药物主要用于高脂血症。不良反应有恶心、腹痛和腹泻等,偶见皮疹、脱发、视力模糊、血常规和肝功能异常等。

五、多烯不饱和脂肪酸类

多烯不饱和脂肪酸类(PUFA),主要存在于玉米、葵花子等植物油中,也存在于海洋生物藻、鱼及贝壳类中。此类药物使血浆TC和LDL-C下降,TG、VLDL明显下降,HDL-C升高;也有抑制血小板聚集、使全血黏度下降、红细胞可变性增加、抑制血管平滑肌向内膜增生和舒张血管等作用。上述作用均有利于防治动脉粥样硬化。该类药物能竞争性地抑制花生四烯酸利用环氧酶,减少 TXA 的生成,其抗血小板作用可能与此有关。临床除用于降血脂外,也可用于预防血管再造术后的再梗阻。

六、抗氧化剂

氧自由基可对 LDL 进行氧化修饰,形成氧化修饰的 LDL,有细胞毒性,通过以下途径促进动脉粥样硬化形成:①抑制 LDL 与其受体结合和巨噬细胞游走,使 LDL 不能被清除而沉积在动脉内壁下。②可损伤血管内皮。③促进血小板、白细胞与内皮细胞黏附。④分泌生长因子,造成血管平滑肌过度生长。

(一)维生素E

维生素 E 苯环的羟基失去电子或 H^+,可清除氧自由基和过氧化物,也可抑制磷脂酶 A_2 和脂氧酶,减少氧自由基的生成,中断过氧化物和丙二醛生成。本身生成的生育醌又可被维生素 C 或氧化还原系统复原而继续发挥作用。能防止动脉粥样硬化病变过程。

(二)普罗布考(丙丁酚)

普罗布考口服吸收率低于 10%,且不规则,餐后服用吸收增加。降血脂作用弱,抗氧化作用强。主要与其他调血脂药合用治疗高胆固醇血症。用药后少数患者有消化道反应和肝功能异常;偶见嗜酸性粒细胞增加、感觉异常、血管神经性水肿;个别患者心电图 Q-T 间期延长。禁用于 Q-T 间期延长、心肌损伤的患者。

七、保护动脉内皮药

在动脉粥样硬化的发病过程中,血管内皮损伤有重要意义。机械、化学、细菌毒素因素都可损伤血管内皮,改变其通透性,引起白细胞和血小板黏附,并释放各种活性因子,导致内皮进一步损伤,最终促使动脉粥样硬化斑块形成。所以保护血管内皮免受各种因子损伤,是抗动脉粥样硬化的重要措施。

硫酸多糖是一类含有硫酸基的多糖,从动物脏器或藻类中提取或半合成的硫酸多糖如肝素、硫酸类肝素、硫酸软骨素 A、硫酸葡聚糖等都有抗多种化学物质致动脉内皮损伤的作用。对血管再造术后再狭窄也有预防作用。这类物质具有大量阴电荷,结合在血管内皮表面,能防止白细胞、血小板以及有害因子的黏附,因而有保护作用,对平滑肌细胞增生也有抑制作用。

第四节 调节血脂药

人体血液中脂肪主要有3种：三酰甘油、胆固醇及磷脂，它们都在不同程度上与载脂蛋白结合成微粒状的脂蛋白。人体血浆中的脂蛋白有4种：①高密度脂蛋白（HDL），对冠状动脉有保护和免遭粥样硬化作用。②低密度脂蛋白（LDL），运转外源性胆固醇，其增高可产生高胆固醇血症。③极低密度脂蛋白（VLDL），主要运转内源性三酰甘油，其增高则产生高三酰甘油血症和高胆固醇血症。④乳糜微粒（CM），主要运转外源性三酰甘油，血浆中CM升高可引起明显的高三酰甘油血症。

高脂血症是一种常见的心血管疾病，系人体脂代谢失调所致，主要是指血清总胆固醇（TC）、三酰甘油（TG）水平过高，血低密度脂蛋白胆固醇（LDL-C）水平过高或血高密度脂蛋白胆固醇（HDL-C）水平过低。高脂血症是构成动脉粥样硬化的一个重要因素，是公认的高血压、冠心病和脑血管意外的主要危险因素，同时它又与许多疾病相关。因此，纠正脂代谢紊乱，对改善冠心病、高血压及相关疾病的症状，降低脑血管意外的发生具有十分重要的意义。临床上将高脂血症分为高胆固醇血症、混合型高脂血症，高三酰甘油血症和低密度脂蛋白血症4类。

凡能使LDL、VLDL、TC、TG降低，或使HDL升高的药物，都有抗动脉粥样硬化作用，统称为调节血脂药。

一、抑制肝脏胆固醇合成药

抑制肝脏胆固醇合成药有洛伐他汀（美降之）、普伐他汀（普拉固）、辛伐他汀（舒降之）、氟伐他汀等，属羟甲基戊二酰辅酶A还原酶抑制药，又称他汀类。本类药对降低TC及LDL十分有效，对TG也有降低作用，适用于高胆固醇血症。

（一）体内过程
除氟伐他汀外，本类药物吸收皆不完全，洛伐他汀和普伐他汀的吸收可受食物干扰。

（二）作用
1.降低血浆胆固醇

他汀类竞争性抑制羟甲基戊二酰辅酶A还原酶（肝合成胆固醇的限速酶），使肝内胆固醇合成减少；还可通过自身调节机制，代偿性刺激低密度脂蛋白受体合成和数量的增加，从而增加VLDL和LDL的消除，升高HDL水平，降低血浆TC水平。降低LDL-C作用以洛伐他汀最强，普伐他汀最弱。

2.降低血小板活性

普伐他汀能抑制血小板血栓烷素 B,并抑制血小板的聚集功能,从而阻止血栓形成。

（三）用途

适用于原发性高胆固醇血症、继发性高胆固醇血症,预防冠心病的发生,防止经皮穿刺冠状动脉内球囊成形术后再狭窄。对纯合子家族性高胆固醇血症无效,因肝细胞表面缺乏低密度脂蛋白受体。

（四）不良反应及应用注意

1.肉毒性

有肌触痛、肌无力、肌酸磷酸激酶(CK)升高,最严重的是骨骼肌溶解和急性肾衰竭,普伐他汀发生率较低。

2.肝毒性

偶见血清转氨酶(ALT)升高。

3.其他不良反应

有恶心、腹痛等胃肠道反应,以及失眠、头痛、视觉障碍等神经系统反应。

4.药物相互作用

与苯氧酸类、烟酸类、红霉素、环孢素合用,骨骼肌溶解症状可加重。

5.禁忌证

肾功能不全患者、妊娠女性及哺乳期女性禁用。

二、促进胆固醇排泄药

促进胆固醇排泄药考来烯胺(消胆胺)和考来替泊(降胆宁)皆为季胺阴离子交换树脂,不溶于水,不易被消化酶破坏。

（一）作用和用途

利用其阴离子交换树脂的功能,在肠道中与胆汁酸结合形成络合物随粪便排泄,阻断了胆汁酸的重吸收,从而激活 7-α 羟化酶,促使胆固醇变为胆汁酸,降低了 TC 及 LDL,适用于纯合子家族性高胆固醇血症以外的任何类型的高胆固醇血症。对高三酰甘油血症无效,对混合型高脂血症,需合用其他类型的调血脂药。

（二）不良反应及应用注意

1.胃肠道反应

常致恶心、呕吐、腹胀、便秘或腹泻等。

2.药物相互作用

与羟甲基戊二酰辅酶A还原酶抑制药合用,减弱肝脏合成胆固醇的能力,增强降脂作用;和阿司匹林、保泰松、洋地黄毒苷、地高辛、华法林、甲状腺素等合成难溶性复合物,从而妨碍这些药物的吸收;与香豆素类药物竞争血浆蛋白结合,增强后者疗效,引起出血;可减少脂溶性维生素A、维生素D、维生素K、维生素E及钙盐的吸收。若合并用药需在用本药前1小时或用药后4小时服用。

3.长期应用

应适当补充脂溶性维生素和钙盐。

三、降低三酰甘油药

降低三酰甘油药主要是苯氧酸类,又称贝特类,常用药有吉非贝齐、苯扎贝特(必降脂)、非诺贝特(立平脂)、环丙贝特等。

(一)体内过程

口服吸收迅速而完全,t_{max}为2~4小时,血浆蛋白结合率高达95%以上。各药$t\frac{1}{2}$不全相同,吉非贝齐为1.1小时,苯扎贝特为2小时,非诺贝特为20小时,环丙贝特为17~42小时。大部分以葡萄糖醛酸形式经尿排出。

(二)作用和用途

贝特类药物的基本作用是增加脂蛋白脂肪酶的活性,从而促进VLDL的降解,抑制肝对VLDL的合成和分泌,进而减少LDL。适用于以VLDL升高为主的高脂蛋白血症,可降低冠心病发生率及死亡率。

(三)不良反应及应用注意

1.胃肠道反应主要有轻度腹泻、恶心等。

2.其他反应主要有脱发,血常规及肝功能异常等。

3.药物相互作用:与羟甲基戊二酰辅酶A还原酶抑制药合用时,有引起心肌病的危险。

4.本类药可引起胆石症,故胆管疾病患者、肥胖症者慎用,肝、肾功能不良者,以及妊娠女性禁用。

四、防止动脉内膜下胆固醇沉积药

(一)抗氧自由基药

抗氧自由基药可中断LDL被氧自由基氧化为VLDL,因而影响粥样斑块的形成及动脉粥样硬化。常用药有维生素E、维生素C、普罗布考、泛硫乙胺等。

(二)保护动脉内膜药

吡卡酯是一种抗动脉粥样硬化药,有抗感染、抗凝血和抗缓激肽的作用,尚能降低二磷腺苷(ADP)引起的血小板聚集。

(三)其他调整血脂药

1.亚油酸

能够与胆固醇结合为酯,进而促进其降解为胆汁酸而随胆汁排泄。也有一定降低TG的作用。

2.烟酸及其衍生物

烟酸可降低心肌梗死发生率及冠心病死亡率,但不良反应多,限制其临床应用。新一代烟酸类制剂阿昔莫司(乐脂平)能抑制脂肪组织释放脂肪酸,减少血中VLDL和LDL,从而使血中TG水平降低,并促进HDL-C增加,用于各型高脂血症患者及伴有糖尿病和痛风的患者。

药物不良反应少,发展前景好。妊娠女性和哺乳期女性慎用,肾功能不全者应酌情减量。消化性溃疡者禁用。

第五节　强心药

心脏功能不全又称心力衰竭(HF),是心脏泵血功能不全的一种综合征,是指在静脉回流适当的情况下,心脏不能排出足量血液来满足全身组织代谢的需要。早期机体可动员一些代偿机制以维持全身循环的稳定,如使心肌增生,提高前负荷,反射性兴奋交感神经甚至激活肾素血管紧张素醛固酮系统及精氨酸加压素系统,此时的心脏泵功能处于完全代偿阶段。但随着病情发展,交感神经张力及肾素-血管紧张素-醛固酮系统活性过高,使机体内水、钠潴留过多,心脏前、后负荷过重而进一步损害心脏舒缩功能,机体血流动力学状态陷入恶性循环,心脏泵血功能失代偿,心排血量更趋减少,静脉系统血液明显瘀滞而进入充血性心力衰竭(CHF),即成为慢性心功能不全。

用于减轻心脏负荷,提高和改善心脏功能,治疗HF的药物称为抗心功能不全药或强心药,临床用于抗CHF药主要有8类。

(1)强心苷(即强心性配糖体):一类选择性作用于心脏,增加心肌收缩力,改善心肌功能的药物。常用药物有地高辛、甲地高辛、毛花丙苷、毒毛花苷K。

（2）非苷类正性肌力作用药：非苷类或非儿茶酚胺类正性肌力作用类（二氢吡啶类），药物有氨力农、米力农、依诺昔酮、司喹南、左西孟坦。

（3）β受体激动药：β₁受体激动药长期应用难以见效，因心功能不全患者心肌β₁受体密度已下降，β₁受体部分激动药却有良效，当HF患者交感张力低下时，它激动β₁受体而改善收缩及舒张功能，在劳累运动时可阻断β₁受体而使心率不增快。常用药物有异丙肾上腺素、多巴胺、多巴酚丁胺、对羟苯心安、吡布特罗、普瑞特罗、扎莫特罗。

（4）β受体阻断药：近十年来进展迅速，药物品种已近百个，在对抗心绞痛、心律失常、高血压上显示了良好效果，其重要性已得到全球医药界的认可。其进展历程从对受体无选择性到有选择性，继而兼具α₁受体阻断药和非选择性β受体阻断药。

由于历史和认识上的偏差，既往β受体阻断药在治疗HF、AMI上曾有所禁忌，但由于循证医学的发展，近年来，多项大样本临床研究证实，β受体阻断药长期治疗可改善慢性HF者的心脏功能、左室功能，提高射血分数，降低死亡率，成为当前治疗慢性HF、AMI的重要手段。公认首选药有选择性β受体阻断药比索洛尔、美托洛尔和非选择性的卡维地洛、布新洛尔。

（5）血管扩张药：通过扩张外周血管，使静脉扩张，静脉回流减少，心脏前负荷下降，进而降低肺楔压，减轻肺瘀血。若能扩张小动脉，使外周血管阻力降低，后负荷下降，则由于心脏前、后负荷降低，导致室壁肌张力和心肌耗氧量相应下降，从而改善泵血功能。其药物包括硝酸酯类（硝酸甘油、硝酸异山梨酯）、米诺地尔、肼屈嗪、硝普钠、哌唑嗪、硝苯地平。

（6）利尿药：可消除钠潴留、水潴留，减少循环血容量，有利于降低心脏前、后负荷，改善心脏功能。常用药物有氢氯噻嗪类、呋塞米、依他尼酸。

（7）血管紧张素转换酶抑制药：可扩张血管，防止并逆转心肌肥厚与构形重建，降低心功能不全的死亡率。代表药有卡托普利、依那普利、赖诺普利、福辛普利。

（8）钙敏化剂：开拓治疗HF的途径，增强心肌收缩蛋白对钙离子的敏感性。药物有伊索马唑、匹莫苯。

此外，钙增敏药左西孟坦已问世，可用于急性HF；由32个氨基酸组成的多肽类激素奈西利肽也可用于急性代偿性充血性HF所致的呼吸困难。展望未来的HF治疗药物，有待于两个方面的突破：①强化、扩大对各种激活的神经内分泌细胞因子的抑制，如内皮素通路、中性内肽酶、加压素、肿瘤坏死因子等拮抗剂；②干细胞及基因治疗。

一、左西孟坦

(一)别名

西米达克。

(二)剂型规格

西米达克注射剂:每支50mg。

(三)适应证

本品用于急性心力衰竭。

(四)用法用量

静脉注射或静脉滴注。初始剂量为12mg/kg,静脉注射10分钟,后以0.1mg/(kg·min)滴注;用药30~60分钟后观察疗效,滴速可调整为0.2~0.5mg/(kg·min),维持6~24小时滴注。应用前稀释于5%葡萄糖注射液中,治疗中不进行损伤性检测,但可进行心电图、血压、心率、排尿量和症状的监测。

(五)不良反应

常见有头痛、低血压,发生率均为5%;偶见有心动过速和心悸。

(六)禁忌证

对本品过敏患者禁用。妊娠及哺乳期女性慎用。

(七)药物相互作用

如与其他血管扩张剂同时应用,可增加所致低血压的发生率。

二、多非利特

(一)别名

替考辛。

(二)剂型规格

替考辛胶囊剂:每粒125μg、250μg、500μg。

(三)适应证

本品用于心力衰竭、心律失常、心房颤动的治疗。

(四)用法用量

口服:每次500μg,每日2次,于患者进入监护室的72小时内开始应用。

(五)不良反应

本品的安全性主要考虑转复心律时的剂量相关性反应。

(六)禁忌证

对本品过敏患者禁用。

(七)药物相互作用

与干扰阳离子转运的药物(如西咪替丁、酮康唑、甲氧苄啶单剂)或与磺胺甲噁唑、丙氯拉嗪、甲地孕酮等及经CYP3A4代谢的药物(如维拉帕米)等合用,均可引起本品血药浓度增加,因此禁止与本品同服。CYP3A4酶抑制药,如大环内酯类抗生素、咪唑类抗真菌药、蛋白酶抑制药、选择性5-HT再摄取抑制药、葡萄汁也可引起本品血药浓度增加,但作用较轻微。同时,本品不宜与使QTc延长的药物,如索他洛尔、胺碘酮、三环类抗抑郁剂、吩噻嗪类药、西沙必利及其他大环内酯类抗生素同时服用。本品与华法林或地高辛未见明显的相互作用。

三、伊布利特

(一)别名

依布替利。

(二)剂型规格

依布替利注射剂:0.1%,1mg/10mL。

(三)适应证

本品用于快速房颤、房搏的治疗。

(四)用法用量

静脉注射:体重≥60kg者首剂1mg,于10分钟内静脉缓注;体重<60kg者,首剂0.01mg/kg。

(五)不良反应

常见有恶心、呕吐。另有引起非持续性或持续性室速及尖端扭转型室速(Tdp)危险。

(六)禁忌证

妊娠及哺乳期女性禁用;对本品过敏患者禁用;有严重心动过缓、严重心力衰竭、低钾血症、低镁血症、低血压、原有Q-T间期延长和Tdp发作史的患者禁用。

(七)注意事项

①老年人伴随年龄的增长,肾功能也逐渐减退,宜综合考虑肾功能调整剂量;②用药期间应严密监测血压和心电图。

(八)药物相互作用

本品可增加洋地黄的毒性,加重后者造成的心律失常。与奎尼丁、普鲁卡因胺合用有相互拮抗作用,影响各自的疗效。

四、奈西利肽

(一)别名

人体B型钠肽。

(二)剂型规格

奈西利肽注射剂(冻干粉针):每支1mg。

(三)适应证

本品用于急性代偿性CHF时呼吸困难的治疗。

(四)用法用量

静脉注射或静脉滴注:首次2μg/kg静脉注射,后以0.01μg/(kg·min)连续静脉滴注,初始用药不应大于推荐剂量。

(五)不良反应

常见有低血压,发生率与硝酸甘油相似。

(六)禁忌证

对本品过敏患者禁用;妊娠及哺乳期女性禁用;收缩压低于12kPa(90mmHg)者、机械通气者、可疑血容量不足或心源性休克患者、对静脉用硝酸甘油不耐受患者及对其他血管扩张剂有禁忌证的患者禁用。

(七)注意事项

①治疗期间应密切监测患者血压,出现低血压时立即停用。血压稳定后,减少30%的剂量重新应用。需要加大剂量时,应逐渐增量,最大量为0.03μg/(kg·min)。②初始治疗不应大于推荐剂量。③肾功能减退患者不需调整剂量,因其代谢主要通过受体和酶降解。

(八)药物相互作用

可与利尿药、多巴胺、多巴酚丁胺、硝酸甘油联合应用。

第五章

血液系统药物

第一节　促凝血药

一、维生素K₁

(一)剂型规格

片剂:10mg。注射液:2mg/mL,10mg/mL。

(二)适应证

①用于新生儿出血症;②维生素K缺乏症,低凝血因子Ⅱ血症和口服抗凝药过量的治疗;③大剂量用于灭鼠药"二苯茚酮钠"的中毒解救。

(三)用法用量

1.成人口服,一次10mg,3次/天;静脉注射10~50mg,缓慢注射,开始1mg/10min,后速度不大于1mg/min。

2.儿童肌内注射或皮下注射给药,预防新生儿出血,生后给予0.5~1mg,新生儿出血症,1mg;儿童凝血因子Ⅱ缺乏,每天2mg。

(四)注意事项

①肝功能损伤的患者,盲目加量可加重肝损伤;②本品对肝素引起的出血倾向无效;③避免冻结,如有油滴析出或分层则不宜使用,但可在避光条件下加热至70~80℃,振摇使其自然冷却,如澄明度正常则可继续使用。

(五)不良反应

偶见变态反应,静脉注射过快,每分钟超过5mg,可引起面部潮红、出汗、支气管痉挛、心动过速、低血压等,曾有快速静脉注射致死的报道。肌内注射可引起局部红肿和疼痛。新生儿应用本品后可能出现高胆红素血症、黄疸和溶血性贫血。

(六)禁忌证

①严重肝脏疾患或肝功能不良者;②小肠吸收不良所致腹泻患者。

(七)药物相互作用

①与苯妥英钠混合后可出现颗粒沉淀,与维生素C、维生素 B_{12}、右旋糖酐混合易出现混浊;②与双香豆素类口服抗凝药合用,作用相互抵消;③水杨酸类、磺胺、奎宁、奎尼丁、硫糖铝、考来烯胺、放线菌素D等影响维生素 K_1 的效果。

二、醋酸甲萘氢醌

(一)剂型规格

片剂:2mg,4mg,5mg。注射剂:5mg/mL,10mg/mL。

(二)适应证

①用于维生素K缺乏症及低凝血酶原血症;②用于新生儿出血症;③偶用于胆石症或胆管蛔虫引起的胆绞痛;④大剂量用于灭鼠药"二苯茚酮钠"的中毒解救。

(三)用法用量

成人常规剂量:口服给药一次2~4mg,一日3次。肌内注射一次5~15mg,一日1~2次。皮下注射同肌内注射。

(四)注意事项

①胃肠道吸收不良的患者,宜采用注射给药;②本药对肝素引起的出血无效;③用药前后及用药时应当检查或监测凝血酶原时间,以调整本药的用量及给药次数;④慎用:葡萄糖–6–磷酸脱氢酶缺陷者;肝功能损害者。

(五)不良反应

①静脉给药偶可出现变态反应,如皮疹、荨麻疹、面部潮红、注射部位疼痛或肿胀等;②本药可引起肝毒性危险;新生儿或早产儿由于肝酶系统不成熟且排泄功能不良,使用本药剂量过大易出现高胆红素血症、胆红素脑病、溶血性贫血。

(六)禁忌证

①对本药过敏者;②妊娠晚期女性;③新生儿。

(七)药物相互作用

①口服抗凝药(如双香豆素类)可干扰维生素K代谢,两者同用,会发生相互拮抗作用。②较大剂量水杨酸类药、磺胺药、奎宁、奎尼丁、硫糖铝、考来烯胺、放线菌素D

等可影响维生素 K 的疗效。

三、甲萘醌亚硫酸氢钠

(一)剂型规格

片剂:2mg。注射剂:2mg/mL,4mg/mL。

(二)适应证

①止血;②预防长期口服广谱抗生素类药物引起的维生素 K 缺乏症;③用于胆石症、胆管蛔虫引起的胆绞痛;④大剂量用于灭鼠药"二苯茚酮钠"的中毒解救。

(三)用法用量

口服:成人一次 2~4mg,一日 6~20mg。肌内注射:止血,一次 2~4mg,一日 4~8mg;防止新生儿出血,妊娠女性在产前一周使用,一日 2~4mg;解痉止痛,一次 8~16mg。

(四)注意事项

参考醋酸甲萘氢醌。

(五)不良反应

①可致恶心、呕吐等胃肠道反应。②较大剂量用药可致新生儿(特别是早产儿)高胆红素血症、溶血性贫血、黄疸(这些发生率较维生素 K_1 高)。对红细胞葡萄糖-6-磷酸脱氢酶缺乏者,本药可诱发其出现急性溶血性贫血。大剂量用药还可损害肝脏。③注射局部可见红肿、疼痛。

(六)禁忌证

①对本药过敏者;②妊娠晚期女性;③新生儿。

(七)药物相互作用

①口服抗凝药(如双香豆素类)可干扰维生素 K 代谢,合用时作用相互抵消。②肌内注射给药时,碱性药物或还原剂可使本药失效。较大剂量水杨酸类药、奎宁、奎尼丁、磺胺类药等可影响维生素 K 的疗效。

四、氨甲苯酸

(一)剂型规格

片剂:125mg,250mg。注射剂:50mg/5mL,100mg/10mL。

(二)适应证

①用于由原发性纤维蛋白溶解过度引起的出血,包括急性和慢性、局限性或全身性的高纤溶出血,常见于癌症、白血病、妇产科意外、严重肝病出血等;②尚用于链激

酶、尿激酶、组织纤溶酶原激活物过量引起的出血。

(三)用法用量

静脉注射或滴注一次0.1~0.3g,一日不超过0.6g。口服给药一次250~500mg,一日3次,一次最大用量为2000mg。儿童静脉注射一次100mg,用5%葡萄糖注射液或0.9%生理盐水注射液10~20mL稀释后缓慢注射。

(四)注意事项

①应用本品患者要监测血栓形成并发症的可能性。②本品一般不单独用于弥散性血管内凝血所致的继发性纤溶性出血,以防进一步血栓形成,影响脏器功能,特别是急性肾衰竭。如有必要,应在肝素化的基础上应用本品。③如与其他凝血因子等合用,应警惕血栓形成。一般认为在凝血因子使用后8小时再用本品较为妥善。④本品可导致继发肾盂和输尿管凝血块阻塞。⑤对于宫内死胎所致低纤维蛋白原血症出血,肝素治疗较本品安全。⑥慢性肾功能不全时用量酌减,给药后尿液浓度常较高,治疗前列腺手术出血时,用量也应减少。⑦慎用:有血栓形成倾向者;有血栓栓塞倾向者;血友病或肾盂实质性病变发生大量血尿时;老年人。

(五)不良反应

本品与6-氨基己酸相比,抗纤溶活性强5倍。不良反应极少见。长期应用未见血栓形成,偶有头昏、头痛、腹部不适。

(六)禁忌证

对本品过敏者。

(七)药物相互作用

①与口服避孕药、雌激素或凝血酶原复合物浓缩剂合用时,有增加血栓形成的危险;②与青霉素、苯唑西林、尿激酶等溶栓药有配伍禁忌。

五、鱼精蛋白

(一)剂型规格

注射剂:50mg/5mL,100mg/10mL。

(二)适应证

用于由注射肝素过量引起的出血。

(三)用法用量

静脉注射:抗肝素过量,用量与最后1次肝素使用量相当(1mg鱼精蛋白可中和100U肝素)。每次不超过5mL(50mg)。缓慢静脉注射。一般以每分钟0.5mL的速度静脉注射,在10分钟内注入量以不超过50mg为度。由于本品自身具有抗凝作用,因此2小时内(即本品作用有效持续时间内)不宜超过100mg。除非另有确凿依据,否则不得加大剂量。

(四)注意事项

①本品易破坏,口服无效;禁与碱性物质接触。②静脉注射速度过快可致热感、皮肤发红、低血压、心动过缓等。③注射器具不能带有碱性。④本品变态反应少,但对鱼类过敏者应用时应注意。⑤本品口服无效,仅用于静脉给药,宜单独使用。⑥对血容量偏低患者,应当先纠正血容量,再用本药。⑦本药滴注时应缓慢给药,滴速为0.5mL/min,10分钟内不得超过50mg,以免注射过快引起不良反应。⑧慎用:对鱼过敏者;男性不育或输精管切除者;妊娠女性,哺乳期女性。

(五)不良反应

①本品可引起心动过缓、胸闷、呼吸困难及血压降低,大多因静脉注射过快所致,系药物直接作用于心肌或周围血管扩张引起;也有肺动脉高压或高血压的报道。②注射后有恶心呕吐、面红潮热及倦怠,如作用短暂,无须治疗。③偶有过敏。

(六)禁忌证

对本品过敏者。

(七)药物相互作用

①碱性药物可使其失去活性;②因鱼精蛋白可延长胰岛素的作用,故应用胰岛素时应用本品应注意血糖的变化;③本药和青霉素及头孢菌素类有配伍禁忌。

(八)药物过量

使用本品不可过量,在短时间内用量不超过100mg,因本品是一弱抗凝药,可抑制凝血酶形成及其功能,过量可引起再度出血及其他不良反应。

六、凝血酶

(一)剂型规格

冻干粉:100U、200U、500U、1000U。

(二)适应证

用于手术中不易结扎的小血管止血、消化道出血及外伤出血等。

(三)用法用量

①局部止血用灭菌氯化钠注射液溶解成50~200U/mL的溶液喷雾或用本品干粉喷洒于创面;②消化道止血用生理盐水或温开水(不超过37℃)溶解成10~100U/mL的

溶液,口服或局部灌注,也可根据出血部位及程度增减浓度、次数。

(四)注意事项

①本品严禁注射,如误入血管可导致血栓形成、局部坏死而危及生命;②本品必须直接与创面接触,才能起止血作用;③本品应新鲜配制使用;④用本药溶液治疗消化道出血时,必须事先中和胃酸,pH值>5时才起效;⑤妊娠女性只在具有明显指征,病情必需时才能使用。

(五)不良反应

①偶可致变态反应,应及时停药;②外科止血中应用本品有致低热反应的报道。

(六)禁忌证

对本品过敏者。

(七)药物相互作用

①本品遇酸、碱、重金属发生反应而降效。②为提高上消化道出血的止血效果,宜先服一定量制酸剂中和胃酸后口服本品,或同时静脉给予抑酸剂。③本品还可用磷酸盐缓冲液(pH值7.6)或冷牛奶溶解。如用阿拉伯胶、明胶、果糖胶、蜂蜜等配制成乳胶状溶液,可提高凝血酶的止血效果,并可适当减少本品用量。

第二节　抗贫血药

一、叶酸

(一)剂型规格

片剂:0.4mg,5mg。注射剂:15mg,30mg。

(二)适应证

①各种原因引起的叶酸缺乏及叶酸缺乏所致的巨幼细胞贫血;②妊娠期、哺乳期女性预防给药;③预防胎儿先天性神经管畸形。

(三)用法用量

巨幼细胞贫血:口服一次5~10mg,一日15~30mg,肌内注射一日5~10mg或遵医嘱。妊娠期、哺乳期女性预防用药一次0.4mg,一日1次。

(四)注意事项

①维生素B_{12}缺乏引起的巨幼细胞贫血和缺铁性贫血慎单用叶酸治疗;②大剂量使用叶酸后,可以影响微量元素锌的吸收;③营养性巨幼细胞贫血经叶酸治疗后,红

细胞及血红蛋白升到一定水平后仍未达正常,应同时补充铁,并补充蛋白质及其他B族维生素;④本药不宜采用静脉注射,如因各种原因口服不便时可采用肌内注射给药;⑤大量服用本药,尿液可呈黄色,此为正常现象;⑥怀疑有叶酸盐依赖性肿瘤的育龄女性应慎用。

(五)不良反应

不良反应较少,罕见变态反应,长期用药可以出现畏食、恶心、腹胀等胃肠症状,大量服用叶酸时,可使尿呈黄色。

(六)禁忌证

对本品及其代谢产物过敏者禁用。

(七)药物相互作用

①大剂量叶酸能拮抗苯巴比妥、苯妥英钠和扑米酮的抗癫痫作用;②与甲氨蝶呤、乙胺嘧啶合用,会影响叶酸的治疗作用;③在使用甲氨蝶呤治疗肿瘤时,如大量使用本品,也会影响甲氨蝶呤的疗效;④肌内注射时,不宜与维生素 B_1、维生素 B_2、维生素C同管注射;⑤口服大剂量叶酸可影响微量元素锌的吸收;⑥胰酶、考来替泊、柳氮磺胺嘧啶可减少本药的吸收。

二、富马酸亚铁

(一)剂型规格

片剂:35mg,50mg,75mg,200mg。

(二)适应证

用于治疗单纯性缺铁性贫血。

(三)用法用量

成人常规剂量:口服。预防用,每日0.2g;治疗用,一次0.2~0.4g,每日0.6~1.2g。儿童常规剂量:口服。1岁以下,一次35mg,每日3次;1~5岁,一次70mg,每日3次;6~12岁,一次140mg,每日3次。

(四)注意事项

①口服铁剂有轻度胃肠反应,饭后即刻服用,可减轻胃部刺激,但对药物吸收有所影响;②用药前须明确诊断,并尽可能找到缺铁的原因;③如无铁剂注射指征,宜选用口服铁剂;④如口服后胃肠道反应严重,则考虑改服其他铁剂或采用注射途径;⑤服药后如果出现胃肠道反应,应减少初次口服剂量;⑥用药期间需定期做下列检查,以观察治疗反应:血红蛋白测定、网织红细胞计数、血清铁蛋白及血清铁测定;⑦有以

下情况时慎用：乙醇中毒、肝炎、急性感染、肠道炎症（如肠炎、结肠炎、憩室炎及溃疡结肠炎）、胰腺炎、消化性溃疡。

（五）不良反应

口服用的铁剂均有收敛性，服后常有轻度恶心、胃部或腹部疼痛，多与剂量有关。轻度腹泻或便秘也很常见。

（六）禁忌证

①血色病或含铁血黄素沉着症不伴缺铁的其他贫血（如地中海性贫血）；②肝、肾功能严重损害，尤其伴有未经治疗的尿路感染者。

（七）药物相互作用

①不应与茶、咖啡同时服用，否则，影响铁的吸收。②本品与制酸药（如碳酸氢钠）、磷酸盐类及含鞣酸的药物或饮料同用，易产生沉淀而影响吸收。③本品与西咪替丁、去铁胺、二巯丙醇、胰酶、胰脂肪酶等同用，可影响铁的吸收；与铁合用，可影响四环素类药物、氟喹诺酮类、青霉胺及锌制剂的吸收。④与维生素C同服，可增加本品吸收，但也易致胃肠道反应。

（八）药物过量

药物过量后的表现：过量发生的急性中毒多见于小儿，仅130mg的铁即可致小儿死亡。由于坏死性胃炎、肠炎，患者可严重呕吐、腹泻及腹痛，以致血压降低、代谢性酸中毒，甚至昏迷。24~48小时后，严重中毒可进一步发展至休克及血容量不足、肝损害及心血管功能衰竭。患者可有全身抽搐。中毒后期症状有皮肤湿冷、发绀、嗜睡、极度疲乏及虚弱、心动过速。

防治措施：有急性中毒征象应立即用喷替酸钙钠（促排灵）或去铁胺救治。中毒获救后，有可能遗有幽门或贲门狭窄、肝损害或中枢神经系统病变，要及早妥善处理。

三、多糖铁

（一）剂型规格

胶囊剂：0.15g。

（二）适应证

用于治疗单纯性缺铁性贫血。

（三）用法用量

口服。成人一次1~2粒，一日1次。

(四)注意事项

①不得长期使用,应在医师确诊为缺铁性贫血后使用,且治疗期间应定期检查血常规和血清铁水平;②妊娠女性及哺乳期女性是本品的主要服用人群,已在国内外临床使用多年,未见影响胎儿生长发育或致畸的报道。治疗剂量的铁对胎儿和哺乳无不良影响;③服用本品可能产生黑便,是由铁未完全吸收所致,不影响用药;④本品宜在饭后或饭时服用,以减轻胃部刺激;⑤儿童必须在成人监护下使用;⑥慎用:过敏体质者、乙醇中毒、肝炎、急性感染、肠道炎症、胰腺炎、胃与十二指肠溃疡、溃疡性肠炎。

(五)不良反应

极少出现胃刺激或便秘。

(六)禁忌证

①对本品过敏者禁用;②肝肾功能严重损害,尤其是伴有未经治疗的尿路感染者;③铁负荷过高、血色病或含铁血黄素沉着症患者以及非缺铁性贫血(如地中海贫血)患者。

(七)药物相互作用

①不应与茶、咖啡同时服用,否则影响铁的吸收;②维生素C与本品同服,有利于本品吸收;③本品与磷酸盐类、四环素类多鞣酸等同服,可妨碍铁的吸收;④本品可减少左旋多巴、卡比多巴及喹诺酮类药物的吸收。

(八)药物过量

参见富马酸亚铁。

四、重组人促红素注射液(CHO细胞)

(一)剂型规格

注射剂:1500IU/mL,2000IU/mL,3000IU/mL,4000IU/mL,6000IU/mL。

(二)适应证

肾功能不全所致贫血,包括透析及非透析患者。

(三)用法用量

本品应在医生指导下使用,可皮下注射或静脉注射,每周分2~3次给药。给药剂量需要依据患者的贫血程度、年龄及其他相关因素进行调整。治疗期:开始推荐剂量为血液透析患者每周100~150IU/kg,非透析患者每周75~100IU/kg。若血细胞比容每周增加少于0.5vol%,可于4周后按15~30IU/kg增加剂量,但最高增加剂量不超过每周30IU/kg。血细胞比容应增加到30~33vol%,但不宜超过36vol%(34vol%)。维持期:如果血细胞比容达到30~33vol%和（或）血红蛋白达到100~110g/L,则进入维持治疗阶段。推荐将剂量调整至治疗剂量的2/3,然后2~4周检查血细胞比容以调整剂量,注意避免过度的红细胞生成,维持血细胞比容和血红蛋白在适当水平。

(四)注意事项

①采用无菌术,打开药瓶,将消毒针连接消毒注射器,吸入适量药液,静脉或皮下注射。如果为预充式注射器包装,拔掉胶盖,直接静脉或皮下注射。②本品用药期间应定期检查血细胞比容(用药初期每星期一次,维持期每两星期一次),注意避免过度的红细胞生成(确认血细胞比容只在36vol%以下),如发现过度的红细胞生长,应采取暂时停用药等适当处理。③应用本品有时会引起血清钾轻度升高,应适当调整饮食,若发生血钾升高,应遵医嘱调整剂量。④治疗期间因出现有效造血,铁需求量增加,通常会出现血清铁浓度下降,如果患者血清铁蛋白低于100ng/mL,或转铁蛋白饱和度低于20%,应每日补充铁剂。⑤叶酸或维生素B_{12}不足会降低本品疗效。严重铝过量也会影响疗效。⑥严禁冰冻。⑦慎用:对有心肌梗死、肺梗死、脑梗死患者,有药物过敏病史的患者及有过敏倾向的患者应慎重给药;运动员慎用。

(五)不良反应

1.一般反应

少数患者用药初期可出现头痒、低热、乏力等,个别患者可出现肌痛、关节痛等。绝大多数不良反应经对症处理后可以好转,不影响继续用药,极个别病例上述症状持续存在,应考虑停药。

2.变态反应

极少数患者用药后可能出现皮疹或荨麻疹等变态反应,包括过敏性休克,因此,初次使用本品或重新使用本品时,建议先使用少量,确定无异常反应后,再注射全量,如出现异常,应立即停药并妥善处理。

3.心脑血管系统

血压升高,原有的高血压恶化和因高血压脑病而有头痛、意识障碍、痉挛发生,甚至可引起脑出血,因此在重组人促红素注射液治疗期间应注意并定期观察血压变化,必要时应减量或停药,并调整降压药的剂量。

4.血液系统

随着血细胞比容增高,血液黏度可明显增高,因此应注意防止血栓形成。

5.肝脏

偶有GOT、GPT的上升。

6.胃肠

有时会有恶心、呕吐、食欲缺乏、腹泻等情况发生。

(六)禁忌证

①未控制的重度高血压患者;②对本品及其他哺乳动物细胞衍生物过敏者,对人血清清蛋白过敏者;③合并感染者,宜控制感染后再使用本品。

(七)药物过量

过量后的表现:可能会导致血细胞比容高过36vol%,引起各种致命的心血管系统并发症。防治措施:暂时停药等处理措施。

第三节　促白细胞增生药

一、重组人粒细胞集落刺激因子注射液

(一)剂型规格

注射剂:$6 \times 10^6 IU(100\mu g)$,$9 \times 10^6 IU(150\mu g)$,$1.2 \times 10^7 IU(200\mu g)$,$1.8 \times 10^7 U(300\mu g)$。

(二)适应证

①癌症化疗等原因导致中性粒细胞减少症;癌症患者使用骨骼抑制性化疗药物,特别在强烈的骨骼剥夺性化学药物治疗后,注射本品有助于预防中性粒细胞减少症的发生,减轻中性粒细胞减少的程度,缩短粒细胞缺乏症的持续时间,加速粒细胞数的恢复,从而减少合并感染发热的危险性;②促进骨髓移植后的中性粒细胞数升高;③骨骼发育不良综合征引起的中性粒细胞减少症,再生障碍性贫血引起的中性粒细胞减少症,先天性、特发性中性粒细胞减少症,骨髓增生异常综合征伴中性粒细胞减少症,周期性中性粒细胞减少症。

(三)用法用量

1.用于化疗所致的中性粒细胞减少症等。成年患者化疗后,中性粒细胞数降至1000/mm³(白细胞计数2000/mm³)以下者,在开始化疗后2~5μg/kg,每日1次皮下或静脉注射给药。儿童患者化疗后中性粒细胞数降至500/mm³(白细胞计数1000/mm³)以下者,在开始化疗后2~5μg/kg,每日1次皮下或静脉注射给药;当中性粒细胞数回升至5000/mm³(白细胞计数10 000/mm³)以上时,停止给药。

2.急性白细胞病化疗所致的中性粒细胞减少症。白血病患者化疗后白细胞计数不足1000/mm³,骨髓中的原粒细胞明显减少,外周血液中未见原粒细胞的情况下,成

年患者2~5μg/kg,每日1次皮下或静脉注射给药;儿童患者2μg/kg,每日1次皮下或静脉注射给药。当中性粒细胞数回升至5000/mm³(白细胞计数10 000/mm³)以上时,停止给药。

3.骨髓增生异常综合征伴中性粒细胞减少症。成年患者在其中性粒细胞不足1000/mm³时,2~5μg/kg,每日1次皮下或静脉注射给药,中性粒细胞数回升至5000/mm³以上时,停止给药。

4.再生障碍性贫血所致中性粒细胞减少。成年患者中性粒细胞<1000/mm³时,2~5μg/kg,每日1次皮下或静脉注射给药。中性粒细胞数回升至5000/mm³以上时,酌情减量或停止给药。

5.周期性中性粒细胞减少症、自身免疫性中性粒细胞减少症和慢性中性粒细胞减少症。成年患者中性粒细胞低于1000/mm³时,1μg/kg,每日1次皮下或静脉注射给药。儿童患者中性粒细胞低于1000/mm³时,1μg/kg,每日1次皮下或静脉注射给药,中性粒细胞数回升至5000/mm³以上时,酌情减量或停止给药。

6.用于促进骨髓移植患者中性粒细胞增加。成人在骨髓移植的第2日至第5日开始用药,2~5μg/kg,每日1次皮下或静脉注射给药,儿童在骨髓移植的第2日至第5日开始用药,2μg/kg,每日1次皮下或静脉注射给药。中性粒细胞回升至5000/mm³(白细胞计数10000/mm³)以上时,停止给药。

(四)注意事项

①本品应在化疗药物给药结束后24~48小时开始使用。②使用本品过程中应每周定期监测血常规2次,特别是中性粒细胞数目变化情况。③对髓性细胞系统的恶性增生(急性粒细胞性白血病等),本品应慎重使用。④长期使用本品的安全有效性尚未确定,曾有报道可见脾大。虽然本品临床试验未发生变态反应病例,但国外同类制剂曾发生少数变态反应(发生率<1/4000),可表现为皮疹、荨麻疹、颜面水肿、呼吸困难、心动过速及低血压,多在使用本品30分钟内发生,应立即停用,经抗组胺、糖皮质激素、支气管解痉剂和肾上腺素等处理后症状能迅速消失。这些病例不应再次使用致敏药物。⑤使用前避免振荡。⑥本药不能同其他注射剂混合使用。⑦慎用:有药物过敏史和过敏体质者;肝、肾、心、肺功能重度障碍者;急、慢性非淋巴细胞白血病化疗后的患者;MDS难治性贫血伴原始细胞增多型患者;哺乳期女性、儿童。

(五)不良反应

①肌肉骨骼系统:有时会有肌肉酸痛、骨痛、腰痛、胸痛的现象;②消化系统:有时会出现食欲缺乏的现象,或肝脏谷丙转氨酶、谷草转氨酶升高;③其他:有人会出现发

热,头痛,乏力及皮疹,ALP、LDH升高;④极少数人会出现休克、间质性肺炎、成人型呼吸窘迫综合征、幼稚细胞增加。

(六)禁忌证

①对粒细胞集落刺激因子过敏者以及对大肠杆菌表达的其他制剂过敏者;②严重肝、肾、心、肺功能障碍者;③骨髓中幼稚粒细胞未显著减少的骨髓性白血病患者或外周血中检出幼稚粒细胞的骨髓性白血病患者。

(七)药物相互作用

化疗药能影响本药的疗效,因迅速分化的造血祖细胞对化疗敏感,对促进白细胞释放之药物应慎用。

(八)药物过量

药物过量后的表现:当使用本品超过安全剂量时,会出现尿隐血、尿蛋白阳性,血清碱性磷酸酶活性明显提高,但在5周恢复期后各项指标均可恢复正常。当注射本品剂量严重超过安全剂量时,会出现食欲减退、体重偏低、活动减弱等现象,出现尿隐血、尿蛋白阳性,肝脏出现明显病变。这些变化可以在恢复期后消除或减轻。

二、注射用重组人白介素-11

(一)剂型规格

注射剂:$8×10^6 AU$,$1.2×10^7 AU$,$2.4×10^7 AU$。

(二)适应证

用于肿瘤,非髓性白血病化疗后Ⅲ、Ⅳ度血小板减少症的治疗;瘤及非髓性白血病患者,前一疗程化疗后发生Ⅲ、Ⅳ度血小板减少症(即血小板数不高于$5×10^9/L$)者,下一疗程化疗前使用本品,以减少患者因血小板减少引起的出血和对血小板输注的依赖性。同时有白细胞减少症的患者必要时可合并使用重组人粒细胞集落刺激因子(重组人GCSF)。

(三)用法用量

皮下注射。用量:根据本品临床研究结果,推荐本品应用剂量为$25\sim50\mu g/kg$,于化疗结束后24~48小时开始或发生血小板减少症后皮下注射,一日1次,疗程一般7~14天,血小板计数恢复后应及时停药。

(四)注意事项

①本品应在化疗后24~48小时开始使用,不宜在化疗前或化疗过程中使用。②使用本品过程中应定期检查血常规(一般隔日一次),注意血小板数值的变化,在血小板

升至100×10⁹/L时应及时停药。③使用期间应注意毛细血管渗漏综合征的监测,如体重、水肿、胸腹腔积液等。④对妊娠期女性目前尚无临床试验。因此,除非临床意义超过对胎儿的潜在危险,否则妊娠期一般不宜使用。⑤慎用:器质性心脏病患者,尤其充血性心力衰竭及房颤,房扑病史的患者慎用;尚不能确定重组人白介素-11是否可以从母乳中分泌,因此哺乳期女性应慎重使用;对血液制品、大肠杆菌表达的其他生物制剂有过敏史者慎用。

(五)不良反应

除了化疗本身的不良反应外,重组人IL-11的大部分不良反应均为轻至中度,且停药后均能迅速消退。不良反应包括乏力、疼痛、寒战、腹痛、感染、恶心、便秘、消化不良、瘀斑、肌痛、骨痛、神经紧张以及脱发等,其中大部分事件的发生率与安慰剂对照组相似。发生率高于安慰剂对照组的临床不良反应包括:①全身性。水肿、头痛、发热及中性粒细胞减少性发热。②心血管系统。心动过速、血管扩张、心悸、晕厥、房颤及房扑。③消化系统。恶心、呕吐、黏膜炎、腹泻、口腔念珠菌感染。④神经系统。眩晕、失眠。⑤其他。皮疹、结膜充血、偶见用药后一过性视力模糊。

此外,弱视、感觉异常、脱水、皮肤褪色、表皮剥落性皮炎及眼出血等不良反应,治疗组患者中的发生率也高于安慰剂对照组,但统计处理不能确定这些不良反应事件的发生与重组人IL-11的使用有关联性,除了弱视的发生治疗组(10例,14%)显著高于对照组(2例,3%)外,两组间其他一些严重的或危及生命的不良反应事件的发生率大致相当。

(六)禁忌证

对重组人IL-11及本品中其他成分过敏者。

(七)药物过量

药物过量后的表现:可引起水钠潴留、房颤等副作用。

防治措施:减量使用或停药,并严密观察。

第六章

传出神经系统药物

第一节　胆碱受体阻断药

一、M受体阻断药

常用的药物有阿托品、东莨菪碱、山莨菪碱、后阿托品、丙胺太林和哌仑西品等，以阿托品为例进行介绍。

（一）药物作用

能选择性阻断M受体，对抗乙酰胆碱或拟胆碱药的M样作用。

（二）临床用途

1.解除平滑肌痉挛

对过度兴奋的胃肠平滑肌松弛作用明显，用于缓解胃肠绞痛及膀胱刺激症状。

2.抑制腺体分泌

对汗腺、唾液腺作用最明显，用于全麻前给药、严重盗汗和流涎症。

3.眼科用药

散瞳、升眼压、导致远视（调节麻痹）。临床可用于虹膜睫状体炎、虹膜晶状体粘连（与缩瞳药交替使用）和小儿验光。

4.兴奋心脏

较大剂量时使心率加快和房室传导加快，常用于治疗窦性心动过缓和房室传导阻滞。

5.扩血管

大剂量时能解除小血管痉挛，用于治疗感染中毒性休克。

6.对抗M样作用

用于解救有机磷中毒。有机磷中毒的患者对阿托品的敏感性远比正常人低,其用量不受药典规定的极量限制,使用总量随中毒程度不同可相差很大。要及早、足量、反复注射阿托品,直至达到"阿托品化"。"阿托品化"的主要指征是:瞳孔扩大不再缩小、口干及皮肤干燥、颜面潮红、肺部湿啰音消失,轻度躁动不安及心率加快等。对以上指征需全面观察,综合分析,灵活判断。

(三)不良反应

1.外周反应

常见口干、皮肤干燥、潮红、视近物模糊、瞳孔扩大、心率加快、体温升高等外周症状。

2.中毒反应

阿托品过量中毒除外周症状加重外,还可出现中枢兴奋症状,如烦躁、谵妄、幻觉甚至惊厥等。严重中毒时由兴奋转入抑制而出现昏迷、呼吸麻痹。

(四)禁忌证

青光眼、前列腺肥大、高热患者禁用。

二、胆碱酯酶复活药

以氯解磷定(BAM-CI,又名氯磷定、氯化派姆)为例进行介绍。

(一)药物作用

1.使胆碱酯酶复活

与磷酰化胆碱酯酶中的有机磷结合,使胆碱酯酶与有机磷解离,恢复胆碱酯酶的活性。

2.与游离的有机磷结合

防止中毒进一步加深。

(二)临床用途

用于解救有机磷中毒。对有机磷的解毒作用有一定选择性。对内吸磷、对硫磷中毒疗效较好;对敌敌畏、敌百虫中毒疗效较差;对乐果中毒则无效。对轻度有机磷中毒,可单独应用氯解磷定或阿托品以控制症状;中度、重度中毒时则必须合并应用阿托品。

三、用药监护

1.阿托品治疗量时应观察心率变化,心率每分钟高于100次,体温高于38℃及眼内压高的患者不宜用阿托品。

2.用药期间注意监测阿托品化指征的出现。

3.大剂量应用阿托品时应严密观察外周和中枢中毒症状的出现。出现呼吸加快、瞳孔扩大、中枢兴奋症状及猩红热样皮疹时,多为阿托品中毒,应及时报告医生,及时处理。外周症状可用拟胆碱药毛果芸香碱或新斯的明对抗治疗。有机磷中毒使用阿托品过量时不能使用新斯的明。中枢兴奋症状可用镇静药苯巴比安或地西泮对抗治疗。

4.应用解磷定期间应观察患者的体液平衡情况,如有脱水,需补充体液。

第二节　α、β受体激动药

一、肾上腺素

肾上腺素(AD,副肾素)是肾上腺髓质分泌的主要激素,药用制剂从家畜肾上腺提取或人工合成。本类药物化学性质不稳定,遇光易失效;在中性尤其碱性溶液中,易氧化变色而失活。

(一)体内过程

口服后可被碱性肠液破坏,故口服无效。皮下注射可使局部血管收缩,吸收较慢,作用持续约1小时;肌内注射吸收较皮下注射快,作用持续20分钟;静脉注射立即生效。

(二)药理作用

肾上腺素通过激动α和β受体,产生α和β样效应。

1.兴奋心脏

通过激动心脏的β_1受体使心肌收缩力增强、心率加快、传导加速、心排血量增加。还能扩张冠状动脉血管,改善心肌的血液供应。但在加强心肌收缩力的同时,增加心肌耗氧量,如剂量过大或静脉注射速度过快,可引起心脏异位起搏点兴奋,导致心律失常,甚至室颤。

2.舒缩血管

因血管平滑肌上分布的受体类型和密度不同,药理作用不同。故两者对血管的激动α受体可使皮肤、黏膜及内脏血管收缩;激动β_2受体使骨骼肌血管及冠状动脉血管扩张。

3.影响血压

治疗量(0.5~1mg)的肾上腺素激动β受体,使心脏兴奋,心排血量增加,收缩压升高,由于$β_2$受体对低浓度肾上腺素较敏感,骨骼肌血管的扩张作用抵消或超过了皮肤黏膜血管的收缩作用,故舒张压不变或略有下降,脉压增大。

较大剂量的肾上腺素,除强烈兴奋心脏外,还因对α受体的激动作用加强,使血管收缩作用超过了血管扩张作用,导致收缩压、舒张压均升高,如应用α受体阻断药(如酚妥拉明等)抵消了肾上腺素激动α受体而收缩血管的作用,则肾上腺素激动$β_2$受体而扩张血管的作用会得以充分表现,这时用原剂量的肾上腺素可引起单纯的血压下降,此现象称为肾上腺素升压效应的翻转。故α受体阻断药引起的低血压不能用肾上腺素治疗,以免血压进一步降低。

4.扩张支气管

激动支气管平滑肌上的$β_2$受体,使支气管平滑肌松弛;还可抑制肥大细胞释放过敏介质(如组胺、白三烯等);肾上腺素还可兴奋$α_1$受体,使支气管黏膜血管收缩,毛细血管通透性降低,有利于减轻或消除黏膜水肿。以上作用均有利于缓解支气管哮喘。

5.促进代谢

激动$β_2$受体,可促进糖原和脂肪分解,使血糖和血中游离脂肪酸均升高。

(三)临床应用

1.心搏骤停

用于溺水、传染病、房室传导阻滞、药物中毒、麻醉及手术意外等引起的心搏骤停。在配合心脏按压、人工呼吸、纠正酸中毒等其他措施的同时,可用0.5~1mg的肾上腺素心内注射,以恢复窦性心律。对电击所致的心搏骤停,可用肾上腺素配合心脏除颤器或利多卡因抢救。

2.过敏性休克

AD是治疗过敏性休克的首选药物,其兴奋心脏、收缩血管、舒张支气管、抑制组胺释放等作用,可迅速缓解过敏性休克所致的心跳微弱、血压下降、喉头水肿和支气管黏膜水肿及支气管平滑肌痉挛引起的呼吸困难等症状。

(3)急性支气管哮喘:AD可舒张支气管平滑肌,消除支气管黏膜充血水肿,抑制过敏物质释放,从而控制支气管哮喘的急性发作。起效快,但持续时间短。

(4)局部应用:①与局部麻醉药配伍。在局麻药中加入适量AD(1:250 000),可使局部血管收缩,延缓局麻药的吸收,减少吸收中毒并延长局麻作用时间。但在肢体远端部位,如手指、足趾、耳部、阴茎等处手术时,局麻药中不加AD,以免引起局部组织坏死。②局部止血。对鼻黏膜或牙龈出血,可用浸有0.1%的肾上腺素纱布或棉球填塞出血部位,通过收缩局部血管起止血作用。

(四)不良反应

常见的不良反应为心悸、头痛、烦躁和血压升高等,血压剧升有发生脑出血的危险;亦可引起心律失常,甚至室颤。应严格掌握剂量。

高血压、糖尿病、甲状腺功能亢进及器质性心脏病患者禁用。老年人应慎用。

二、多巴胺

多巴胺(DA)为合成去甲肾上腺素的前体物质,药用为人工合成品。

(一)体内过程

口服易被破坏而失效,一般用静脉滴注给药。不易透过血脑脊液屏障,几乎无中枢作用。在体内被COMT及MAO代谢失活。

(二)药理作用

多巴胺可直接激动α、β和DA受体,对α、β受体作用明显,对$β_2$受体作用弱。

1.兴奋心脏

小剂量多巴胺主要激动$β_1$受体,使心肌收缩力增强,心排血量增加。一般剂量对心率影响不明显;大剂量可加快心率,多巴胺兴奋心脏的作用较肾上腺素弱,较少发生心悸及心律失常。

2.舒缩血管

小剂量可兴奋多巴胺受体,扩张脑、肾、肠系膜血管;大剂量可激动α受体,使皮肤、黏膜血管收缩。

3.影响血压

小剂量时兴奋心脏及舒缩血管的综合作用使收缩压升高,舒张压无明显变化。大剂量时,较显著地兴奋心脏和收缩血管,外周阻力增加,收缩压和舒张压均升高。

4.改善肾功能

小剂量多巴胺可激动肾血管的多巴胺受体,使肾血管扩张,肾血流量增加,肾小球滤过率增多;并能直接抑制肾小管对钠的重吸收,使尿量增多。但在大剂量使用时,多巴胺作用于肾血管的α受体,使肾血管收缩,肾血流量减少。

(三)临床应用

1.休克

对于心功能不全、尿量减少的休克疗效较好,也可用于感染性休克、出血性休克及心源性休克。但应注意补足血容量和纠正酸中毒。

2.急性肾衰竭

与利尿药(如呋塞米)合用,可用于急性肾衰竭的治疗。

(四)不良反应

治疗量不良反应较轻,偶见恶心、呕吐、头痛等反应。用量过大或静脉滴注速度过快可致心律失常、血压升高、肾血管收缩引起肾功能下降等,减慢滴速或停药可缓解上述反应。避免药液漏出血管外,以免引起局部组织缺血坏死。

三、麻黄碱

麻黄碱(麻黄素)是从中药麻黄中提取的生物碱,现已人工合成。

(一)体内过程

口服、注射均易吸收。易透过血脑脊液屏障,在体内仅有少量被MAO代谢,一次用药作用可维持3~6小时。大部分以原形经肾排泄,酸性尿液可促进其排泄。

(二)药理作用

对α、β受体均有直接兴奋作用,并能促进肾上腺素能神经末梢释放去甲肾上腺素。与肾上腺素比较,麻黄碱具有以下特点:①兴奋心脏、收缩血管、升高血压、扩张支气管的作用起效慢、效应弱、维持时间持久;②中枢兴奋作用显著;③连续用药可产生快速耐受性。

(三)临床应用

1.某些低血压状态

用于防治硬膜外和蛛网膜下隙麻醉所引起的低血压。

2.支气管哮喘

扩张支气管作用较肾上腺素弱,起效慢,但作用持久,仅用于轻症哮喘的治疗和预防哮喘发作。

3.鼻黏膜充血所致鼻塞

药物滴鼻可消除黏膜充血和肿胀。但小儿禁用。

(四)不良反应

中枢兴奋所致的不安、失眠等反应最为常见,晚间服用宜加镇静催眠药。连续滴鼻过久,可产生反跳性鼻黏膜充血。前列腺肥大患者服用本药可增加排尿困难。

高血压、冠心病及甲状腺功能亢进患者禁用。

第三节 α受体激动药

一、去甲肾上腺素

去甲肾上腺素（NA）是去甲肾上腺素能神经末梢释放的主要神经递质,药用为人工合成品。

(一)体内过程

口服易被破坏,皮下或肌内注射因强烈收缩血管,可发生局部缺血性坏死,故只能静脉给药。主要由COMT和MAO代谢而失活,维持时间短。

(二)药理作用

主要激动α受体,对β_1受体激动作用较弱,对β_2受体几乎无作用。

1.收缩血管

通过激动血管平滑肌上的α受体,产生强大的收缩血管作用,以皮肤、黏膜血管收缩作用最明显,其次为肾、脑、肝、肠系膜及骨骼肌血管,而对冠状动脉脉血管呈扩张作用,原因是心脏兴奋,心肌的代谢产物腺苷增多。

2.兴奋心脏

去甲肾上腺素可激动心脏的β受体,但作用强度较肾上腺素弱,可使心肌收缩力增强、心排血量增加、传导速度加快、心肌耗氧量增加。但在整体条件下,由于血压升高,反射性地兴奋迷走神经而减慢心率的作用超过它直接加快心率的作用,故可使心率减慢。

3.升高血压

因兴奋心脏而增加心排血量,并收缩血管而加大外周血管阻力,故可使收缩压及舒张压都升高。

(三)临床应用

1.休克

去甲肾上腺素在休克治疗中已不占重要地位,仅用于神经性休克、过敏性休克、心源性休克早期和应用扩血管药无效时的感染性休克,宜小剂量、短时间静脉滴注,以保证心、脑、肾等重要脏器的血液供应,长时间或大剂量用药可造成微循环障碍。现主张与α受体阻断药酚妥拉明合用,以对抗过强的血管收缩作用,保留其β效应,改善微循环。

2.上消化道出血

将本药1~3mg适当稀释后口服,可使食管和胃黏膜血管收缩,产生局部止血作用。

(四)不良反应

1.局部组织缺血坏死

静脉滴注浓度过高、时间过长或药液漏出血管外时,因血管强烈收缩而致局部组织缺血坏死。故静脉滴注时应防止药液外漏,并注意观察局部反应,一旦药液外漏或发现滴注部位皮肤苍白,应立即更换滴注部位,并对原滴注部位进行热敷,用普鲁卡因或α_1受体阻断药酚妥拉明局部浸润注射,以对抗去甲肾上腺素的缩血管作用,防止组织坏死。

2.急性肾衰竭

静脉滴注时间过长或剂量过大使肾血管强烈收缩,肾血流量减少,出现尿少、尿闭甚至急性肾衰竭。用药期间要观察患者尿量的变化,尿量至少要保持在每小时25mL以上。

3.停药反应

长时间静脉滴注去甲肾上腺素,如果骤然停药,可出现血压突然下降,故应逐渐降低滴速后停药。

高血压、冠心病、动脉硬化、甲状腺功能亢进、少尿或无尿患者禁用。

二、间羟胺

间羟胺(阿拉明)主要作用于α受体,对β受体作用弱,并有促进肾上腺素能神经末梢释放递质的间接作用。与去甲肾上腺素相比,其间羟胺收缩血管、升高血压的作用弱而持久。对肾血管作用较弱,较少发生尿少、尿闭等不良反应。对心率影响不明显,很少引起心律失常。此药既能静脉滴注,又可肌内注射,应用方便,常作为去甲肾上腺素的代用品,用于各种休克和低血压的治疗。不良反应与去甲肾上腺素相似。

三、去氧肾上腺素

去氧肾上腺素(新福林,苯肾上腺素)是人工合成品,可以激动α_1受体,具有升高血压、减慢心率、散大瞳孔的作用,用于防治低血压,治疗阵发性室上性心动过速。与阿托品相比,去氧肾上腺素扩瞳作用弱、起效快而维持时间短,主要在眼底检查时作为快速扩瞳药。

第四节　β受体激动药

一、异丙肾上腺素

异丙肾上腺素(ISP,喘息定,治喘灵)为人工合成品。

(一)体内过程

口服易破坏,常用其气雾剂吸入给药,也可舌下给药或静脉滴注。吸收后被COMT破坏,代谢速度较慢,故作用时间较肾上腺素略长。

(二)药理作用

异丙肾上腺素对β_1和β_2受体无明显的选择性激动作用,对α受体几乎无作用。

1.兴奋心脏

激动心脏β_1受体,使心肌收缩力增强、心率加快、传导加速、心排血量增多,心肌耗氧量明显增加,比肾上腺素作用强。大剂量也可引起心律失常,但比肾上腺素少见,因异丙肾上腺素对窦房结的兴奋作用强,故较少发生室颤。

2.血管和血压

激动β_2受体,使骨骼肌血管扩张,肾、肠系膜及冠状血管有不同程度扩张,血管总外周阻力降低,舒张压下降;由于心脏兴奋使心排血量增加,故收缩压升高,脉压增大。

3.扩张支气管

激动支气管平滑肌β_2受体,松弛支气管平滑肌,作用较肾上腺素强。也可抑制过敏物质的释放,但对支气管黏膜血管无收缩作用,故消除支气管黏膜水肿作用不如肾上腺素。

4.影响代谢

促进糖原和脂肪分解,使血糖及游离脂肪酸升高,并能增加组织的耗氧量。

(三)临床应用

1.支气管哮喘

适于支气管哮喘急性发作,常用气雾剂吸入或舌下给药,能迅速控制急性发作。作用快而强,但易引起心悸,久用可产生耐受性。

2.心脏骤停

对溺水、麻醉意外及药物中毒等引起的心脏骤停,可用本药0.5~1mg心室内注射,使心跳恢复。

3.房室传导阻滞

本品具有强大的加速房室传导作用,可舌下含服或静脉滴注治疗房室传导阻滞。

4.休克

异丙肾上腺素能兴奋心脏,增加心排血量及扩张血管,改善微循环,在补足血容量的基础上用于治疗感染性休克及心源性休克。

(四)不良反应

1.一般不良反应

常见心悸、头痛头晕、低血糖等。

2.心律失常

支气管哮喘已明显缺氧者,用量过大,易使心肌耗氧量增加,导致心律失常。在哮喘患者自用气雾剂或舌下含化时,应嘱咐患者勿超过规定的用药次数及吸入量。

冠心病、心肌炎、甲状腺功能亢进、心绞痛患者禁用。

二、多巴酚丁胺

多巴酚丁胺(杜丁胺)系多巴胺的衍生物。口服无效,一般静脉滴注给药。能选择性地激动β受体,使心肌收缩力加强、心排血量增加,适用于心肌梗死并发心功能不全的患者。控制滴速时,一般比较安全。当滴速过快或浓度过高时,可引起心率加快或房室传导加快,少数出现心悸,偶可见心律失常。

第七章

中枢神经系统药物

第一节　催眠、镇静、抗惊厥药

一、苯巴比妥

(一)剂型规格

片剂：每片15mg、30mg、100mg。注射剂：每支0.1g。

(二)作用与用途

本品属长效催眠药，具有镇静、催眠、抗惊厥、抗癫痫作用。与解热镇痛药合用可增加其镇痛作用，还用于麻醉前给药，也用于治疗新生儿高胆红素血症。常用本品钠盐。

(三)用法与用量

1.口服

镇静、抗癫痫，每次0.015~0.03g，每日3次。催眠，睡前服0.03~0.09g。

2.肌内注射(钠盐)

抗惊厥，每次0.1~0.2g，必要时4~6小时后重复1次，极量0.2~0.5g。麻醉前给药，术前0.5~1小时，肌内注射0.1~0.2g。

(四)注意事项

1.可见头晕、嗜睡等，久用可产生耐受性及成瘾性，多次连用应警惕蓄积中毒。

2.少数患者可发生变态反应。

3.用于抗癫痫时不可突然停药，以免引起癫痫发作。

4.肝肾功能不良者慎用。

5.密闭避光保存。

二、异戊巴比妥

(一)剂型规格

片剂:每片 0.1g。胶囊剂:每粒 1g。注射剂:每支 0.1g、0.25g、0.5g。

(二)作用与用途

本品为中效巴比妥类催眠药,作用快而持续短。临床主要用于镇静、催眠、抗惊厥,也可用于麻醉前给药。

(三)用法与用量

1.口服

催眠,于睡前半小时口服 0.1~0.2g。镇静,每次 0.02~0.04g。极量:每次 0.2g,每日 0.6g。

2.静脉注射或肌内注射(钠盐)

抗惊厥,每次 0.3~0.5g。极量:每次 0.25g,每日 0.5g。

(四)注意事项

1.肝功能严重减退者禁用。

2.本品久用可产生耐受性、依赖性。

3.老年人或体弱者使用本品可能产生兴奋、精神错乱或抑郁,注意减少剂量。

4.注射速度过快易出现呼吸抑制及血压下降,应缓慢注射,每分钟不超过 100mg,小儿不超过 $60mg/m^2$,并严密监测呼吸、脉搏、血压,有异常应立即停药。

5.不良反应有头晕、困倦、嗜睡等。

三、司可巴比妥

(一)剂型规格

胶囊剂:每粒 0.1g。注射剂:50mg,100mg。

(二)作用与用途

本品为短效巴比安类催眠药,作用快,持续时间短(2~4小时),适用于不易入睡的失眠者,也可用于抗惊厥。

(三)用法与用量

成人:①口服。催眠,每次 0.1g;极量为每次 0.3g。镇静,每次 30~50mg,每日 3~4

次。麻醉前给药,每次0.2~0.3g,术前1~2小时服用。②肌内注射。催眠,0.1~0.2g。③静脉注射。催眠,每次50~250mg。镇静,每次1.1~2.2mg/kg。抗惊厥,每次5.5mg/kg,需要时每隔3~4小时重复注射,静脉注射速度不能超过每15秒50mg。

(四)注意事项

1.严重肝功能不全者禁用。

2.老年人及体弱者酌情减量。

3.久用本品易产生耐受性、依赖性。

四、格鲁米特

(一)剂型规格

片剂:每片0.25g。

(二)作用与用途

本品主要用于催眠,服后30分钟可入睡,持续4~8小时。对于夜间易醒和焦虑、烦躁引起的失眠效果较好,可代替巴比妥类药物或与巴比妥类药物交替使用,可缩短快波睡眠时相(REM),久用后停药能引起反跳,故不宜久用。还可用于麻醉前给药。

(三)用法与用量

口服:①催眠,每次0.25~0.5g;②镇静,每次0.25g,每日3次;③麻醉前给药,前一晚服0.5g,麻醉前1小时再服0.5~1g。

(四)注意事项

1.有时出现恶心、头痛、皮疹等。

2.久用能致依赖性和成瘾性。

五、水合氯醛

(一)剂型规格

溶液剂:10%溶液10mL。水合氯醛合剂:由水合氯醛65g,溴化钠65g,琼脂糖浆500mL,淀粉20g,枸橼酸0.25g,浓薄荷水0.5mL,蒸馏水适量共配成1000mL。

(二)作用与用途

本品具有催眠、镇静、抗惊厥作用。多用于神经性失眠、伴有显著兴奋的精神病及破伤风痉挛、士的宁中毒等。临床主要用于催眠,特别是顽固性失眠及其他药物无效时。

(三)用法与用量

①口服:临睡前1次口服10%溶液10mL。以水稀释1~2倍后服用或服其合剂(掩

盖其不良臭味和减少刺激性)。②灌肠:抗惊厥,将10%溶液15~20mL稀释1~2倍后一次灌入。

(四)注意事项

1.胃炎、消化性溃疡患者禁用,严重肝、肾、心脏病患者禁用。

2.本品致死量在10g左右,口服4~5g可引起急性中毒,可见到针尖样瞳孔,其他症状类似巴比安类药物中毒。

3.长期应用可产生依赖性和成瘾性,突然停药可出现谵妄、震颤等戒断症状。

4.本品刺激性较大,易引起恶心、呕吐。

5.偶见过敏,如红斑、荨麻疹、湿疹样皮炎等,偶会发生白细胞减少。

六、咪达唑仑

(一)剂型规格

片剂:每片15mg。注射剂:每支5mg/mL,15mg/3mL。

(二)作用与用途

本品具有迅速的镇静和催眠作用,还具有抗焦虑、抗惊厥和肌肉松弛作用。适用于各种失眠症,特别适用于入睡困难及早醒,亦可作为术前及诊断时的诱眠用药。

(三)用法与用量

1.成人

(1)口服:①失眠症,每晚睡前7.5~15mg。从低剂量开始,治疗时间为数日至2周。②麻醉前给药,每次7.5~15mg,麻醉诱导前2小时口服。③镇静、抗惊厥,每次7.5~15mg。

(2)肌内注射:术前用药,一般为10~15mg(0.1~0.15mg/kg),术前20~30分钟给药。可单用,也可与镇痛药合用。

(3)静脉给药:①全身麻醉诱导,0.1~0.25mg/kg,静脉注射;②全身麻醉维持,分次静脉注射,剂量和给药间隔时间取决于患者当时的需要;③局部麻醉或椎管内麻醉辅助用药,0.03~0.04mg/kg,分次静脉注射;④ICU患者镇静,先静脉注射2~3mg,再以0.05mg/(kg·h)静脉滴注维持。

2.老年人

推荐剂量为每日7.5mg,每日1次。

3.儿童

肌内注射,术前给药,为0.15~0.2mg/kg,麻醉诱导前30分钟给药。

(四)注意事项

1.精神病和严重抑郁症中的失眠症患者禁用。

2.器质性脑损伤、严重呼吸功能不全者慎用。

3.长期持续大剂量应用易产生成瘾性。

4.极少有遗忘现象。

七、溴替唑仑

(一)剂型规格

片剂:每片0.25mg。

(二)作用与用途

本品为短效苯二氮䓬类镇静催眠药,具有催眠、镇静、抗惊厥、肌肉松弛等作用。临床用于治疗失眠症,还可用于术前催眠。口服吸收迅速而完全,血药浓度达峰时间为0.5~2小时。经肝脏代谢,大部分经肾由尿排出,其余随粪便排出,半衰期为3.6~7.9小时。

(三)用法与用量

口服:①失眠症,推荐剂量为每次0.25g,睡前服;②术前催眠,每次0.5mg;③用于失眠症,老年人推荐剂量为每次0.125mg,睡前服;④用于长时间飞行后调整时差,每次0.25mg;⑤用于倒班工作后改善睡眠,每次0.125mg。

(四)注意事项

1.精神病(如抑郁症)患者、急性呼吸功能不全者、重症肌无力患者、急性闭角型青光眼患者、妊娠女性、哺乳期女性、18岁以下患者禁用。

2.肝硬化患者慎用。

3.可产生药物耐受性或短暂性遗忘。

4.本品可使高血压患者血压下降,使用时应注意。

5.用药期间不宜驾驶车辆或操作机器。

八、佐匹克隆

(一)剂型规格

片剂:每片7.5mg。

(二)作用与用途

本品为环吡咯酮类催眠药,具有很强的催眠和抗焦虑作用,并有肌肉松弛和抗惊厥作用。其作用迅速,能缩短入睡时间,延长睡眠时间,减少夜间觉醒和早醒次数。临床主要用于失眠症及麻醉前给药。

(三)用法与用量

口服:每次 7.5mg,临睡前服,连服 21 天。肝功能不全者、年龄超过 70 岁者每次 3.75mg。手术前服 7.5~10mg。

(四)注意事项

1. 15 岁以下儿童、妊娠女性、哺乳期女性、对本品过敏者禁用。

2. 肌无力,肝肾功能、呼吸功能不全者慎用。

3. 驾驶员、高空作业人员、机械操作人员禁用。

4. 偶见嗜睡、口苦等,少数可出现便秘、倦怠、头晕等。

第二节　抗精神病药

精神障碍(精神疾病)有精神病性与非精神病性两种。抗精神病药主要是用以治疗精神分裂症等精神病性障碍的药物,可分为以下两大类。

1. 第 1 代抗精神病药(典型抗精神病药)

包括:①吩噻嗪类(如盐酸氯丙嗪、奋乃静、盐酸氟奋乃静、硫利达嗪、盐酸三氟拉嗪及长效制剂氟奋乃静癸酸酯、哌泊噻嗪棕榈酸酯等);②丁酰苯类(如氟哌啶醇及长效制剂五氟利多等);③硫杂蒽类(如氯普噻吨);④苯甲酰胺类(如舒必利)等。这些药物对精神分裂症患者的阳性症状相当有效,但有一些难以克服的不良反应。第 1 代抗精神病药主要为多巴胺 2(D_2)受体阻断药,其他尚可阻断 α_1 受体、α_2 受体、M_1 受体、H_1 受体等。主要适应证有精神分裂症和分裂情感性精神病、分裂样精神病、躁狂发作、谵妄和痴呆患者的行为障碍、躯体疾病或精神活性物质所致的精神病性症状妄想性障碍等。

其局限性为:①不能改善患者的认知功能;②对精神分裂症阴性症状一般疗效不佳,甚至可引起阴性症状;③部分患者的阳性症状不能有效缓解;④引起锥体外系和迟发性运动障碍等不良反应较多;⑤患者依从性较差。

2. 第 2 代抗精神病药(非典型抗精神病药)

除了阻断多巴胺受体外,还具有较强的 5-羟色胺(5-HT_2)受体阻断作用,因此也称为多巴胺-5-羟色胺受体拮抗剂,它们对中脑边缘系统的作用比对纹状体系统的作用更具有选择性,常用的药物有氯氮平、利培酮、奥氮平和喹硫平等。对第 1 代抗精神病药有适应证者也可应用这类药物,其避免了第1代抗精神病药的某些缺点,对精神分裂症患者的阳性症状和阴性症状均有一定疗效,较少影响认知功能,有利于患者回归社会,因此应用日益广泛。但此类药物也有其缺点,主要是:①某些第2代抗精神病药(尤其是氯氮平)的不良反应较多且严重;②部分患者疗效仍不理想。

抗精神病药的使用原则主要有以下几点:

(1)以单一药物治疗为主,包括各种精神病性障碍的急性发作、复发和病情恶化的病例。如疗效不满意但无严重不良反应,则在治疗剂量范围内适当增加剂量。已达治疗剂量而仍无效者,可考虑换用另一类化学结构不同的抗精神病药。

(2)经上述治疗,若疗效仍不满意,考虑两种药物合用,以化学结构不同、药理作用有所区别的药物合用较好。达到预期疗效后仍以单一用药为原则。

(3)药物种类、剂量和用法均应注意治疗个体化,因人而异。

(4)治疗中应密切观察,正确评价疗效,注意药物不良反应,及时适当处理并调整剂量。

(5)对精神分裂症等病程冗长的疾病,给药时一般由小剂量开始,逐步增加至有效治疗量。药物调整速度和幅度,应根据患者情况和药物性质而定。疗程应充足,急性期治疗至病情缓解后,应有相当时间的巩固治疗,然后才可适当减少剂量作较长时间维持治疗,一般不少于2~5年,以预防疾病复发。

一、氯丙嗪

(一)别名

冬眠灵,可乐静,氯硫二苯胺,氯普马嗪。

(二)作用与用途

本品为吩噻嗪类抗精神病药,主要阻断脑内多巴胺受体,还能阻断α肾上腺素受体和M胆碱受体。此外,还有镇吐、降低体温等作用。口服易吸收,但吸收不规则,个体差异大,有首过效应,2~4小时血药浓度达高峰,持续约6小时。注射给药生物利用度比口服高3~4倍,血浆蛋白结合率在90%以上,易于透过血-脑屏障,颅内药物浓度比血液中的高4~5倍。本药脂溶性高,易蓄积于脂肪组织中。在肝脏代谢,代谢产物中7-羟基氯丙嗪仍有药理活性。主要经肾脏排泄,也可经母乳分泌。母体药物的血中半衰期为6小时,但停药6个月后,仍可从尿中检出氯丙嗪代谢物。

临床用于:①抗精神病。对兴奋躁动、幻觉妄想、思维障碍及行为紊乱等阳性症状疗效较好,对抑郁症状及木僵症状的疗效较差。②镇吐。对各种原因所致的呕吐或顽固性呃逆均有效,但对晕动症呕吐无效。③低温麻醉及人工冬眠。用于低温麻醉时可防止休克发生;人工冬眠时,与哌替啶、异丙嗪配成冬眠合剂用于创伤性休克、中毒性休克、烧伤、高热及甲状腺危象的辅助治疗。④与镇痛药合用,治疗癌症晚期患者的剧痛。⑤治疗心力衰竭。

(三)注意事项

1.常见的不良反应有口干、上腹不适、食欲缺乏、乏力及嗜睡。可引起直立性低血压、心悸或心电图改变、锥体外系反应、血浆中催乳素浓度增加、中毒性肝损害或阻塞性黄疸。长期大量用药可引起迟发性运动障碍。少见骨髓抑制。偶可引起癫痫、过敏性皮疹或剥脱性皮炎及恶性综合征。可引起注射局部红肿、疼痛、硬结。

2.禁忌证主要包括对椎基底神经节病变、帕金森病、帕金森综合征、骨髓抑制、青光眼、昏迷及对吩噻嗪类药过敏者。对心血管病患者、癫痫患者、妊娠女性、儿童和老年人慎用。哺乳期女性使用本品期间应停止哺乳。肝肾功能不全者应减量。

3.出现迟发性运动障碍时,应停用所有的抗精神病药。

4.不适用于有意识障碍的精神异常者。对晕动症引起的呕吐效果差。用药期间不宜驾驶车辆、操作机械或高空作业。

(四)用法与用量

1.精神病

①口服:开始每日25~50mg,分2~3次服;逐渐增至每日300~450mg;症状减轻后再减至每日100~150mg;极量每次150mg,每日600mg。②肌内注射:每次25~50mg,每日2次,待患者合作后改为口服。③静脉滴注:从小剂量开始,25~50mg稀释于500mL葡萄糖氯化钠注射液中缓慢静脉滴注,每日1次;每隔1~2天缓慢增加25~50mg,治疗剂量每日100~200mg。不宜皮下注射或静脉推注。

2.呕吐

口服,每次12.5~25mg;肌内注射或静脉滴注,每次25~50mg。

3.心力衰竭

小剂量肌内注射,每次5~10mg,每日1~2次;也可静脉滴注,速度为每分钟0.5mg。

(五)制剂与规格

片剂:5mg,12.5mg,25mg,50mg。注射液:10mg/mL,25mg/2mL,50mg/2mL。

二、奋乃静

(一)别名

得乐方,过二苯嗪,过非那嗪,氯吩嗪,羟哌氯丙嗪。

(二)作用与用途

为吩噻嗪类药物,药理作用与氯丙嗪相似,抗精神病与镇吐作用较强,镇静作用较弱。对幻觉妄想、思维障碍、淡漠木僵及焦虑激动等症状疗效较好。临床用于精神分裂症及其他精神病性障碍,还用于各种原因所致的呕吐或顽固性呃逆。

(三)注意事项

1.不良反应

主要有锥体外系反应,如震颤、僵直、流涎、运动迟缓、静坐不能、急性肌张力障碍等。长期大量用药可引起迟发性运动障碍。可引起血浆中催乳素浓度增加。少见直立性低血压、粒细胞减少症与中毒性肝损害。偶见过敏性皮疹及恶性综合征。可引起注射局部红肿、疼痛、硬结。

2.禁忌证

椎-基底神经节病变、帕金森病、帕金森综合征、骨髓抑制、青光眼、昏迷、对吩噻嗪类药过敏者禁用。心血管病患者、癫痫患者、妊娠女性、儿童和老年人慎用。哺乳期女性使用本品期间应停止哺乳。肝肾功能不全者应减量。

(四)用法与用量

1.精神分裂症

口服,起始剂量一次2~4mg,一日2~3次;每隔1~2天增加6mg,至常用治疗量一日20~60mg;维持剂量一日10~20mg。肌内注射,一次5~10mg,一日2次。静脉注射,一次5mg,用氯化钠注射液稀释成0.5mg/mL,注射速度每分钟不超过1mg;待患者合作后改为口服。

2.止呕

口服,一次2~4mg,一日2~3次。

(五)制剂与规格

片剂:2mg,4mg。注射液:5mg/mL,5mg/2mL。

三、氟奋乃静

(一)别名

氟奋癸酯,氟奋乃静癸酸盐,氟奋乃静癸酸酯,癸酸氟奋乃静。

(二)作用与用途

氟奋乃静是哌嗪吩噻嗪类抗精神病药,为氟奋乃静的长效制剂,抗精神病作用主要与其阻断脑内多巴胺受体(DA₂)有关。氟奋乃静抗精神病作用比奋乃静强,且更持久;镇静、降压、止吐作用微弱。氟奋乃静为氟奋乃静经酯化而得到的长效抗精神病药,作用时间长,不良反应较少、较轻。一般配成油制注射液使用。肌内注射吸收后,经酯解酶缓慢水解释放出氟奋乃静,然后分布至全身而产生药理作用。肌内注射后,42~72小时开始发挥治疗作用,48~96小时作用最明显,一次给药可维持2~4周,血中半衰期为3~7天。临床主要用于治疗慢性精神分裂症,特别适用于对口服治疗不合作的患者,也可用于精神分裂症缓解期的维持治疗。

（三）注意事项

1.不良反应

主要为锥体外系反应,如静坐不能、急性肌张力障碍和类帕金森病。长期大量使用可发生迟发性运动障碍,亦可发生嗜睡、乏力、口干、月经失调、溢乳等,偶见过敏性皮疹及恶性综合征,可引起注射局部红肿、疼痛、硬结。

2.禁忌证

氟奋乃静过敏者、帕金森病患者、严重抑郁者、昏迷者、血液系统疾病患者、皮质下脑组织受损害者、接受大剂量中枢神经抑制药者禁用。嗜铬细胞瘤患者、冠心病及其他心脏病患者、严重肝肾功能不全者、既往有抽搐史者、青光眼患者、皮肤病患者、在过热或使用有机磷杀虫剂的环境中工作者、妊娠女性、老年患者、6岁以下儿童慎用。

（四）用法与用量

深部肌内注射。一次12.5~25mg,2~4周1次;以后逐渐增加至25~75mg,2~4周注射1次。

（五）制剂与规格

油注射液:25mg/mL。

四、三氟拉嗪

（一）别名

甲哌氟苯嗪,甲哌氟丙嗪,三氟吡拉嗪,三氟哌丙嗪,斯的拉静。

（二）作用与用途

本药为吩噻嗪类抗精神病药,作用机制与氯丙嗪相同,但抗精神病作用和镇吐作用均比氯丙嗪强,催眠及镇静作用较弱,尚有抗组胺及抗惊厥作用。本药起效快、作用持久。口服易吸收,达峰时间为2~4小时。单次给药作用可持续24小时。脂溶性高,在中枢神经系统内的浓度大于其血药浓度,且易透过胎盘屏障。本药总蛋白结合率为90%~99%。在肝脏中通过氧化作用产生多种活性代谢产物,通过尿液排出体外,部分由粪便排泄,不能经血液透析清除。母体化合物的血中半衰期为24小时。临床主要用于治疗精神分裂症,尤其适用于精神分裂症的妄想型与紧张型,也用于镇吐。

(三)注意事项

1.不良反应

锥体外系反应发生率约60%,其他不良反应有心动过速、失眠、口干、烦躁等,偶见肝损害、白细胞减少或再生障碍性贫血。

2.禁忌证

椎基底神经节病变、帕金森病、帕金森综合征、骨髓抑制、昏迷、对吩噻嗪类药过敏者禁用。心血管病患者、视网膜病变和青光眼患者、妊娠女性慎用。哺乳期女性服用本药期间应停止哺乳。

(四)用法与用量

1.精神病

口服,从小剂量开始,一次5mg,一日2~3次;每隔3~4天逐渐增至一次5~10mg,一日2~3次;一日剂量15~30mg,最大剂量为一日45mg。

2.镇吐

口服,一次1~2mg,一日1~2次。

(五)制剂与规格

片剂:1mg,5mg。

五、硫利达嗪

(一)别名

甲硫达嗪,甲硫哌啶,利达嗪,利达新,硫醚嗪,美立廉,眠立乐。

(二)作用与用途

本药为吩噻嗪类抗精神病药,通过阻断脑内突触后多巴胺D_2受体而起抗精神病作用,与氯丙嗪相似。本药尚具中度或更强的降血压作用,中度抗胆碱及镇静作用,但本药抗呕吐作用轻,锥体外系效应弱。口服易吸收,生物利用度约40%,血药浓度达峰时间为1~4小时。可透过血-脑脊液屏障,血浆蛋白结合率达99%。主要在肝脏代谢,代谢产物美索达嗪的药理活性是本药的2倍,代谢产物磺达嗪也有活性。母体药物的血中半衰期为21小时。临床主要用于治疗急性和慢性精神分裂症,尤其适用于伴有激动、焦虑、紧张的精神分裂症。还可用于躁狂症、更年期精神病。

（三）注意事项

1.不良反应

常见有嗜睡、头晕、口干、鼻塞、直立性低血压、心动过速、视物模糊等。少见震颤、流涎、运动迟缓、静坐不能和急性肌张力障碍等锥体外系反应。偶有腹泻、腹胀、心电图异常、中毒性肝损害。长期用药可出现色素性视网膜病变、闭经、血小板降低、白细胞减少等。

2.禁忌证

对本药或其他吩噻嗪类药过敏者、严重心血管疾病者、严重中枢神经系统功能障碍者、昏迷患者、白细胞减少者禁用。肝、肾功能不全者，癫痫患者，脑炎、脑部外伤后遗症患者，妊娠女性慎用。哺乳期女性服用本药期间应停止哺乳。

（四）用法与用量

口服。成人起始剂量为一次25mg，一日3次；每隔2~3天每次增加25mg，逐渐增加至最佳效应剂量。1~5岁按体重每日1mg/kg；5岁以上儿童每日5~15mg，分次服。老年人酌情减量。

（五）制剂与规格

片剂：10mg，25mg，50mg，100mg，200mg。

六、氟哌啶醇

（一）别名

氟哌醇，氟哌丁苯，卤吡醇，哌力多。

（二）作用与用途

本药为丁酰苯类抗精神病药，其作用机制为阻断脑内多巴胺受体，并能加快和增强脑内多巴胺的转化。此外，还可阻断α-肾上腺素受体。其特点为：抗精神病、抗焦虑症作用强而久；镇吐作用亦较强；镇静作用弱；降温作用不明显。口服后有70%被吸收，口服3~6小时或肌内注射10~20分钟后血药浓度达峰值。血浆蛋白结合率高。本药在体内分布广泛，在肝脏较多分布，少量分布于骨骼肌，且可透过血-脑脊液屏障。血中半衰期为21小时。临床主要用于治疗各型急性和慢性精神分裂症及躁狂症等，可用于焦虑性神经症，还可用于儿童多发性抽动-秽语综合征。

（三）注意事项

1.不良反应

以锥体外系症候群最常见，较常见失眠、头痛、口干、便秘、恶心等。较少见直立性低血压、头昏,晕眩、嗜睡、淡漠、焦虑、抑郁、迟发性运动障碍、内分泌和代谢紊乱、排尿困难、皮疹、接触性皮炎等。罕见的有恶性综合征、中性粒细胞减少、咽部疼痛和发热、巩膜或皮肤黄染。肌内注射后可致呼吸肌运动障碍。大剂量长期使用可引起心律失常、心肌损伤。

2.禁忌证

对本药过敏者、重症肌无力患者、严重心脏病患者、帕金森综合征患者、严重中枢神经抑制状态者、骨髓抑制者禁用。心脏疾病患者、癫痫患者、青光眼患者、肝功能不全者、甲状腺功能亢进或中毒性甲状腺肿大患者、肺功能不全者、肾功能不全及尿潴留者、儿童、妊娠女性慎用。哺乳期女性不宜服用。

(四)用法与用量

1.口服

精神分裂症,从小剂量开始,起始剂量一次2~4mg,一日2~3次,逐渐增加至常用量一日10~40mg,维持剂量一日4~20mg。焦虑性神经症,一日0.5~1.5mg,根据临床疗效调整剂量。抽动-秽语综合征,一次1~2mg,一日2~3次。

2.肌内注射

用于控制兴奋躁动,一次5~10mg,一日2~3次,安静后改为口服给药。

3.静脉滴注

本药10~30mg加入250~500mL葡萄糖注射液内静脉滴注。

(五)制剂与规格

片剂:2mg,4mg,5mg。注射液:5mg/mL。

七、氟哌利多

(一)别名

达罗哌丁苯,达哌啶醇,氟哌啶。

(二)作用与用途

本药为丁酰苯类抗精神病药,通过阻滞边缘系统、下丘脑和黑质-纹状体系统等部位的多巴胺受体而发挥作用。有强安定作用和镇吐作用,可产生锥体外系反应。其安定作用相当于氯丙嗪的200倍,氟哌啶醇的3倍;镇吐作用为氯丙嗪的700倍。本药对心肌收缩力无影响,但有轻度α-肾上腺素受体阻滞作用。口服或肌内注射时对血压无明显影响,静脉注射则可使血压轻度下降。有抗心律失常的作用。肌内注射吸收迅速,静脉注射后5~8分钟起效。最佳效应持续时间为3~6小时。可广泛分布于全身,并可透过血-脑脊液屏障和胎盘屏障。血浆蛋白结合率为85%~90%。母体药物的血中半衰期为2~3小时。

临床用于:①治疗精神分裂症的急性精神运动性兴奋躁狂状态。②与强镇痛药芬太尼一起静脉注射,做"神经安定镇痛术",可使患者处于一种特殊麻醉状态(精神恍惚、不进入睡眠状态、活动减少、痛觉消失)。用于小手术的麻醉,如烧伤大面积换药以及各种内镜检查、造影等。③可于麻醉前给药,用于抗精神紧张、抗休克、镇吐等。④也可用于治疗持续性呃逆、呕吐。

(三)注意事项

1.不良反应

长期大量应用时可引起锥体外系反应,可产生严重肌张力障碍。可出现口干、便秘、上腹部不适、视物模糊、尿潴留等。偶见男性乳房女性化、泌乳和女性月经失调、闭经等。可引起注射局部红肿、疼痛、硬结。静脉注射时可引起血压轻度下降。

2.禁忌证

对本药过敏者,严重中枢神经抑制者,抑郁症患者,嗜铬细胞瘤患者,重症肌无力患者,帕金森病、帕金森综合征及有帕金森病史的患者,椎基底神经节病变者禁用。心脏病患者、高血压患者、药物引起的急性中枢神经抑制者、癫痫患者、甲状腺功能亢进或毒性甲状腺肿患者、青光眼患者、休克患者、肺功能不全者、肝功能不全者、肾功能不全及尿潴留患者、儿童、老人、妊娠女性慎用。哺乳期女性用药期间应停止哺乳。

3.肌内注射

肌内注射时,可加用1%普鲁卡因做深部注射,以减轻局部疼痛。

4.防止直立性低血压

注射本药后,为防止出现直立性低血压,应静卧1~2小时。血压过低时应及时补液,可静脉滴注去甲肾上腺素或麻黄碱升压,但不可用肾上腺素。

(四)用法与用量

1.肌内注射

①治疗精神分裂症:一日10~30mg,分1~2次注射。②麻醉前给药:手术前30分钟注射2.5~5mg。③急性精神运动性兴奋躁狂:一日5~10mg。④癌症化疗后镇吐:化疗前30~60分钟注射2.5~5mg;化疗后根据需要可注射0.5~1倍的原剂量,但每小时最多1次。

2.静脉注射

①神经安定镇痛术:每5mg本药加枸橼酸芬太尼0.1mg,在2~3分钟内缓慢注射,5~6分钟内如未达到一级麻醉状态,可追加0.5~1倍的原剂量。②一般麻醉:注射15mg,然后按需要继续静脉给药1.25~2.5mg以维持。儿童62.5~300μg/kg。③治疗呃逆:一次2~2.5mg。

(五)制剂与规格

注射液:5mg/mL,5mg/2mL,10mg/2mL。

八、五氟利多

(一)别名

Flupidol,Longoperidol。

(二)作用与用途

本药属二苯丁哌啶类化合物,为长效口服抗精神病药。本药能阻断多巴胺D_2受体,具有较强而长效的抗精神病作用,同时还有镇吐作用。本药的优点是能阻断±肾上腺素受体,对心血管系统的不良反应小,镇静作用弱,用药后不影响活动,极少引起反应迟钝,对精神分裂症的各型、病程各阶段均有疗效,能控制幻觉、妄想、兴奋、冲动等症状,对慢性精神分裂症可消除幻觉、活跃情感、改善行为,使患者恢复社会活动。口服后经胃肠道吸收,血药浓度于24~72小时达峰值。药物进入体内后贮存于脂肪组织中,并缓慢释放,7天后仍可自血中检出。本药可缓慢透入脑组织,自脑组织清除也缓慢,在脑中与某些受体稳定结合。大部分以原形经粪便排出,小部分经尿排泄。血中半衰期为70小时。临床用于各型精神分裂症,尤其适用于病情缓解者的维持治疗,防止复发。

(三)注意事项

1.不良反应

主要为锥体外系反应,如静坐不能和类帕金森病。一次服药过多或耐受性差者,可在服药次日出现急性肌张力障碍,如斜颈、眼动危象或扭转痉挛。出现较严重的锥体外系反应时,常产生焦虑反应与睡眠障碍。还可能引起胃肠道症状,少数患者的ALT可有一过性改变,个别患者有过敏性皮疹、抽搐、尿潴留、心电图异常、粒细胞减少及恶性综合征等。长期大剂量使用,可发生迟发性运动障碍,亦可发生嗜睡、乏力、口干、月经失调、溢乳、焦虑或抑郁反应等。

2.禁忌证

对本药或匹莫齐特有过敏史者、帕金森病或帕金森综合征患者、骨髓抑制者、椎体基底神经节病变患者禁用。肝肾功能不全者、癫痫患者、有神经阻滞药恶性综合征病史的患者、妊娠女性慎用。哺乳期女性使用本药期间,应停止哺乳。

3.药物过量中毒症状

主要为心肌受损及干扰心内传导,出现严重心律失常、胸闷等。

(四)用法与用量

口服。治疗剂量范围为20~120mg,一周1次;可从一周10~20mg开始,逐渐增量,每1~2周增加10~20mg;通常剂量为一周30~60mg,待症状消失后继续巩固3个月,维持剂量为一周10~20mg。

(五)制剂与规格

片剂:5mg,20mg。

九、匹莫齐特

(一)别名

哌迷清,Opeiram,Orap。

(二)作用与用途

本药为中枢多巴胺受体的特异性阻断药,具有较长效的抗精神病作用,对情感淡漠、退缩、思维障碍、接触不良等精神分裂症的阴性症状具有振奋激越作用,但镇静作用较弱。口服后达峰时间为3~6小时,血药峰浓度初期下降较快,后期下降极慢,有明显的首过效应,生物利用度>50%。在肝脏代谢,随尿和粪便排泄,肾排泄率为38%~45%。多次口服的血中半衰期约为5小时。临床用于急性和慢性精神分裂症,对精神分裂症的阴性症状疗效较好,尤其适用于慢性退缩性患者。亦可用于治疗偏执状态、亨廷顿病、抽动-秽语综合征、躁狂症、神经性厌食青少年行为障碍等。

(三)注意事项

1.不良反应

可见轻度锥体外系反应、乏力、失眠、口干。

2.禁忌证

对本药过敏者、发生攻击行为的精神分裂症患者、先天或药物诱导的QT间期延长综合征患者、有心律失常史者、帕金森病患者、低钾血症或低镁血症患者、重度抑郁患者、单纯的或与抽动-秽语综合征无关的抽搐禁用。癫痫患者、有恶性综合征者、迟发性运动障碍史者、肝肾功能不全患者、老年患者慎用。

（四）用法与用量

口服。一日2~8mg，一次服用，最大日剂量20mg。

（五）制剂与规格

片剂：2mg，4mg，10mg。

十、氟哌噻吨美利曲辛

（一）别名

黛安神，黛力新，复方氟哌噻吨。

（二）作用与用途

氟哌噻吨是突触后膜多巴胺 D_1、多巴胺 D_2 受体抑制药，有良好的抗精神病作用及兴奋和激活作用；美利曲辛是一种三环类抗抑郁药，两者合用可提高脑内突触间隙多巴胺、去甲肾上腺素及5-羟色胺等多种神经递质的含量，从而调节中枢神经系统的功能。另一方面，美利曲辛可以对抗大剂量用氟哌噻吨时可能产生的锥体外系反应。此外，本药对组胺受体也有一定的拮抗作用，并且还具有镇静、抗惊厥作用。氟哌噻吨吸收后约4小时血药浓度达峰值，2~3天后起效，生物利用度为40%~50%，经血液分布于脑、脊髓、肺、肝、肠道、肾及心脏，可少量通过胎盘屏障。本药有广泛的首过作用，主要在肝脏和肠壁代谢，代谢后主要从粪便排泄，少量从尿中排泄，也可通过乳汁排泄。美利曲辛吸收后，达峰时间约为3.5小时，血浆蛋白结合率为89%，可经乳汁排泄，31天内经肾脏排泄60%，经粪便排泄17%，血中半衰期为19小时。

临床用于：①治疗神经症，如神经衰弱、慢性疲劳综合征、神经性抑郁症、焦虑症等。②治疗各种焦虑抑郁状态，包括更年期、经前期、嗜酒及药瘾者的焦虑抑郁状态。③也可治疗神经性头痛、偏头痛、紧张性疼痛、某些顽固性疼痛及慢性疼痛等。

（三）注意事项

1.不良反应少而轻微，主要为锥体外系反应，也可见失眠、抑郁。

2.禁忌证主要包括严重心脏疾病，闭角型青光眼，精神高度兴奋，急性酒精、巴比妥类药物及鸦片中毒者，造血功能紊乱者和前列腺腺瘤患者。癫痫患者、肝肾功能损害者、心脏疾病患者、妊娠女性、哺乳期女性慎用。

3.为避免影响睡眠，每天最后一次服药不应晚于下午4点。

4.若患者已预先使用了镇静药物，应逐渐停用镇静药物。

(四)用法与用量

口服。成人一日2片,早晨单次顿服,或早晨、中午各服1片;严重者一日3片,早晨2片,中午1片;维持剂量为一日1片,早晨服。老年人一日1片,早晨服。

(五)制剂与规格

片剂:每片含氟哌噻吨0.5mg,美利曲辛10mg。

十一、舒必利

(一)别名

硫苯酰胺,舒定,消呕宁,止呕灵,止吐灵。

(二)作用与用途

本药为苯甲酰胺类抗精神病药,是特异性多巴胺D_2受体拮抗药,同时能止吐并抑制胃液分泌。其具体作用:①止吐。为中枢性止吐药,止吐作用强。口服比氯丙嗪强166倍,皮下注射时强142倍;比甲氧氯普胺强5倍。②抗精神病。抗木僵、退缩、幻觉、妄想及精神错乱的作用较强,并有一定的抗抑郁作用。无催眠作用。口服自胃肠道吸收,血药浓度达峰时间为1~3小时。血中半衰期为8~9小时。口服48小时后约有口服量的30%从尿中排出,少量经胆汁由粪便排出,也可从乳汁分泌。临床用于单纯型、偏执型、紧张型精神分裂症及慢性精神分裂症的孤僻、退缩、淡漠症状,对抑郁症状有一定疗效;可用于顽固性恶心、呕吐的对症治疗;也可用于胃及十二指肠溃疡、眩晕、偏头痛等。

(三)注意事项

1.不良反应

常见有失眠、早醒、头痛、烦躁、乏力、食欲缺乏等。可出现口干、视物模糊、心动过速、排尿困难与便秘等抗胆碱能不良反应。剂量大于一日600mg时可出现锥体外系反应,如震颤、僵直、流涎、运动迟缓、静坐不能、急性肌张力障碍。较多引起血浆中催乳素浓度增加,可能出现的症状为:男子女性化乳房、溢乳、月经失调、闭经、体重增加。可出现心电图异常和肝功能损害。少数患者可发生兴奋、激动、睡眠障碍或血压升高。长期大量用药可引起迟发性运动障碍。可引起注射局部红肿、疼痛、硬结。

2.禁忌证

嗜铬细胞瘤、高血压、严重心血管疾病和严重肝病患者及对本品过敏者禁用。心血管病、基底神经节病变、帕金森综合征、严重中枢神经抑制状态、癫痫患者及妊娠女性、哺乳期女性慎用。肝肾功能不全者减量。

3.治疗精神分裂

治疗精神分裂症时,一般以口服为主,对拒服药者在治疗开始1~2周内可静脉注射给药,以后应改为口服。

4.联合用药

抗酸药和止泻药可降低本药的吸收率,因此使用时两者之间应至少间隔1小时。

(四)用法与用量

1.呕吐

口服,一次100~200mg,一日2~3次。

2.精神分裂症

口服,开始时一次100mg,一日2~3次,逐渐增至一日600~1200mg,维持剂量为一日200~600mg;肌内注射,一日200~600mg,分2次注射;静脉滴注,100~200mg稀释于250~500mL葡萄糖氯化钠注射液中缓慢静脉滴注,一日1次,可逐渐增量至一日300~600mg,一日量不超过800mg,滴注时间不少于4小时。

3.胃肠溃疡

一日100~300mg,分3~4次服。

4.偏头痛

一日100~200mg,分次服。

(五)制剂与规格

片剂:10mg,100mg。注射液:50mg/2mL,100mg/2mL。

十二、硫必利

(一)别名

泰必利。

(二)作用与用途

本药是苯酰胺类抗精神病药,属典型抗精神病药物,结构与舒必利相似。为选择性多巴胺 D_2 受体拮抗药,其特点是对感觉运动方面的神经系统疾病及精神运动行为障碍具有良好效果。

具体作用:①抗精神病、镇静。本药可纠正精神运动性障碍,因此治疗舞蹈病及抽动–秽语综合征的疗效好。②本药可迅速改善急性酒精中毒者的精神运动性症状,对慢性酒精中毒所致的运动障碍、消化障碍或行为障碍等均有效,对抗戒断症状的作用显著。③镇痛、中枢性镇吐、抗焦虑、兴奋胃肠平滑肌等。口服吸收迅速,食物可增加本药吸收量(约29%),生物利用度为75%~80%,达峰时间为0.5~2小时。肌内注射后达峰时间为30分钟。本药分布半衰期为0.2小时,血浆蛋白结合率很低。母体化合物的血中半衰期为2.2~5.8小时。

临床用于:①舞蹈病。本药对舞蹈样运动疗效好,即使对氟哌啶醇或舒必利无效者,用本药仍能改善症状,使异常运动明显减少。②抽动-秽语综合征。对氟哌啶醇无效或因氟哌啶醇不良反应太大而不能耐受者,改用口服本药多可取得满意疗效。③老年性精神病。本药可减轻(或消除)老年人的精神运动不稳定(如激动、震颤、多言等)伴精神错乱、失眠、幻觉或谵妄等症状。④对大多数急性和慢性酒精中毒患者有效。⑤还可用于各种疼痛。对顽固性头痛、痛性痉挛、关节疼痛及肩关节周围炎的疼痛均有明显疗效。

(三)注意事项

1.不良反应

治疗量不良反应轻微,可有嗜睡、口干、头昏、乏力、便秘等,偶见锥体外系不良反应,如震颤、静坐不能等。罕见暂时性闭经、溢乳。一般停药或减量均可自行消失。

2.禁忌证

对本药过敏者、严重循环障碍者、肾功能障碍者、嗜铬细胞瘤患者、催乳素依赖性肿瘤患者、不稳定性癫痫患者禁用。癫痫发作者、严重肝功能损害患者、白细胞减少或造血功能不良患者、妊娠女性及哺乳期女性慎用。儿童不宜使用。

(四)用法与用量

1.舞蹈病及抽动-秽语综合征

口服。①成人,开始剂量为一日150~300mg(可用至300~600mg),分3次服;待症状控制后2~3个月,应酌情减量;维持量为一日150~300mg。②7~12岁儿童,一次50mg,一日1~2次。

2.老年性精神运动障碍和迟发性运动障碍

肌内注射或静脉注射,24小时内注射200~400mg,根据病情逐渐减量,然后改为口服。

3.慢性酒精中毒

一日口服150mg;严重者静脉注射,平均剂量一日400mg,随后改为口服。

4.急性酒精中毒

开始24小时内肌内注射或静脉注射600~1200mg,每4~8小时1次,3~4天后减量,给药数日后改为口服，一日150~800mg。

5.头痛、痛性痉挛、神经肌肉痛等

口服，开始一日200~400mg（平均300mg），连服3~8天；维持量为一次50mg，一日3次；严重病例，肌内注射或静脉注射，一日200~400mg，连用3天，随后改为口服给药。

（五）制剂与规格

片剂：100mg。注射液：100mg/2mL。

十三、氯氮平

（一）别名

二氮杂䓬，氯扎平。

（二）作用与用途

本药是二苯氧氮杂䓬类抗精神病药的代表药，为非典型抗精神病药。对多种神经递质受体（如多巴胺D_1、多巴胺D_2、多巴胺D_4受体及$5-HT_2$受体、胆碱受体组胺受体、$\alpha-$肾上腺素受体）有较强的亲和力。口服吸收迅速而完全。吸收后迅速且广泛地分布到各组织中，并可通过血-脑脊液屏障。血浆蛋白结合率达95%。服药后2.5小时（1~6小时）血药浓度达峰值，8~10天达稳态血药浓度。作用持续时间为4~12小时。母体化合物的血中半衰期为8~12小时。临床用于治疗精神分裂症，对精神分裂症的阳性或阴性症状及难治性精神分裂症有较好疗效。由于本药有导致粒细胞减少的不良反应，故不用作此类疾病的首选，只在使用两种其他抗精神病药无效或不能耐受时才使用本药。

（三）注意事项

1.不良反应

常见头痛、头昏、精神萎靡、多汗、流涎、恶心呕吐、便秘、体重增加等。较少见不安、易激惹、精神紊乱、视物模糊、血压升高及严重的持续性头痛。这些反应均与剂量有关。罕见粒细胞减少或缺乏，当粒细胞减少或缺乏时均可伴有畏寒、高热、咽部疼痛与溃疡。用量过大可引起惊厥。

2.禁忌证

对本药过敏者，中枢神经处于明显抑制状态者，曾有骨髓抑制或血细胞异常疾病史者，严重心、肝、肾疾患者，妊娠女性和哺乳期女性禁用。闭角型青光眼患者、前列腺增生者、有痉挛性疾病或病史者、心血管疾病患者、癫痫患者慎用。12岁以下儿童不宜使用本药。

(四)用法与用量

口服。①成人首次剂量一次 25mg,一日 2~3 次,逐渐加至常用治疗量一日 200~400mg,最大量可达一日 600mg;维持量为一日 100~200mg。②老年人慎用或使用低剂量。

(五)制剂与规格

片剂:25mg,50mg。

十四、奥氮平

(一)别名

奥拉扎平,欧兰宁,再普乐,Lanzac,Zyprexa。

(二)作用与用途

奥氮平为非典型抗精神病药,是噻恶苯二氮䓬衍生物,可显著地改善精神分裂症的阴性和(或)阳性症状及情感症状。本药作用于 5-HT、DA、M 胆碱能多种受体以及组胺 H_1 受体和 α_1-受体,进而显示出广泛的药理活性。口服吸收良好,5~8 小时可达血药峰浓度。通过肝脏代谢,生成至少 10 种无活性的代谢物。本药代谢产物不会透过血-脑脊液屏障,细胞色素 P_{450} 酶 CYP2D6 的状态不影响本药的代谢。

临床用于:①有阳性症状(如妄想、幻觉、思维障碍、敌意、猜疑)和(或)阴性症状(如情感淡漠、社会退缩、言语贫乏)的精神分裂症和其他精神障碍的急性期及维持治疗。②可缓解精神分裂症及相关疾病常见的继发性情感症状。对于取得初步疗效、需要继续维持治疗的精神分裂症患者,本药可有效维持其临床症状的缓解。

(三)注意事项

1.常见的不良反应有嗜睡和体重增加;少见头晕、食欲亢进、外周水肿、直立性低血压、嗜酸性粒细胞增多、急性或迟发性锥体外系运动障碍、一过性抗胆碱能作用;偶见一过性肝脏氨基转移酶升高;罕见血浆催乳素升高、光敏反应、肌酸磷酸激酶(CPK)升高。

2.禁忌证主要包括对本药过敏者、闭角型青光眼患者。有低血压倾向的心血管和脑血管疾病患者,肝功能损害者,前列腺增生者,麻痹性肠梗阻患者,癫痫及其相关疾病患者,各种原因引起的白细胞或中性粒细胞降低者,有药物所致骨髓抑制等毒性反应史者,嗜酸性粒细胞过多性疾病或骨髓及外骨髓增生性疾病患者,疾病、放疗或化疗所致的骨髓抑制者,有乳腺癌病史者,窄角性青光眼患者,妊娠女性慎用。哺乳期女性用药时应停止哺乳。18 周岁以下患者不宜使用本药。

3.服药期间不宜驾车或操作机械。

(四)用法与用量

口服。起始剂量为每日10mg,剂量范围为5~20mg,每日剂量应根据临床状况而定。女性患者、老年患者、严重肾功能损害或中度肝功能损害患者,起始剂量为每日5mg。

(五)制剂与规格

片剂:5mg,10mg。

十五、喹硫平

(一)别名

富马酸喹的平,富马酸喹噻平,思瑞康。

(二)作用与用途

本药是二苯氧氮杂䓬类药,为非典型抗精神病药。其结构与氯氮平和奥氮平相似,主要阻断中枢多巴胺D_2受体和5-HT_2受体而起抗精神病作用。对组胺H_1受体和α_1-肾上腺素受体也有阻断作用,对毒蕈碱和苯二氮䓬类受体无亲和力。口服后2小时血药浓度达峰值,48小时达稳态血药浓度,7~14天起效。口服生物利用度为9%,食物可影响本药的吸收。在肝脏广泛代谢,存在首过效应。血中半衰期为4~12小时。临床用于精神分裂症,对精神分裂症的阳性症状和阴性症状均有效;也可以减轻精神分裂症伴发的抑郁、焦虑及认知缺陷症状;还可用于急性双相躁狂症。

(三)注意事项

1.常见的不良反应有头晕、嗜睡、直立性低血压、心悸、口干、食欲减退和便秘。少见体重增加、腹痛、碱性磷酸酶增高、血总胆固醇和三酰甘油增高。偶见锥体外系反应、兴奋与失眠。长期用药可出现晶状体改变。

2.禁忌证主要包括对本药过敏者、哺乳期女性。心脑血管疾病患者,可能诱发低血压者,肝、肾功能不全者,阻塞性肺疾病患者,甲状腺疾病患者,癫痫患者或有癫痫发作史者,惊厥阈值降低者,阿尔茨海默病患者,吞咽困难者,妊娠女性,儿童慎用。

3.用药期间不宜驾驶车辆、操作机械或高空作业。

(四)用法与用量

口服。初始剂量为一次25mg,一日2次;第2日或第3日的增量为一次25~50mg,一日2~3次;若能耐受,第4日可增至治疗剂量一日300~400mg,分2~3次给药;若需进一步调整剂量,间隔时间一般不少于2天;推荐的增减剂量方案为一次25~50mg,一日2次。

（五）制剂与规格

片剂：25mg，100mg，200mg。

十六、利培酮

（一）别名

利司培酮，维思通。

（二）作用与用途

利培酮属非典型抗精神病药，是一种高选择性的5-羟色胺/多巴胺（5-HT$_2$/DA$_2$）受体平衡拮抗药。本药对DA$_2$受体有阻断作用，可改善精神分裂症的阳性症状，如幻觉、妄想、思维紊乱、行为障碍、敌意和猜疑；对5-HT$_2$受体也有阻断作用，可改善精神分裂症的阴性症状，如思维贫乏、情感淡漠、意志减退等。对精神分裂症伴有的情感障碍也有效。口服吸收完全、迅速，1~2小时达血药浓度峰值。在肝脏内经CYP$_{450}$酶系统代谢，代谢产物为9-羟基利培酮，有药理活性。利培酮的血中半衰期约为3小时，9-羟基利培酮的血中半衰期为24小时。老年患者和肾功能不全患者的血药浓度较高，清除较慢。临床用于治疗精神分裂症，也可减轻与精神分裂症有关的情感障碍，还可用于治疗双相情感障碍的躁狂发作。

（三）注意事项

1.常见的不良反应有失眠焦虑、激越、易激动、攻击倾向、注意涣散、记忆障碍、头痛、头晕、口干、视力改变、排尿障碍或多尿、皮肤瘙痒。可见体重增加、水肿、肝酶浓度升高、血浆催乳素浓度升高等。可能引起锥体外系症状。

2.禁忌证主要包括对本品过敏者以及15岁以下的儿童。心血管病、帕金森综合征、癫痫患者及妊娠女性、哺乳期女性慎用。

3.服药期间避免驾驶或操作机器。

（四）用法与用量

1.精神分裂症

起始剂量为1mg，一日1~2次；在1周内可逐渐将剂量增加至一日2~4mg，2周内可逐渐增加至一日4~6mg；以后可维持剂量不变，或酌情调整；通常最适剂量为一日2~6mg，不超过一日10mg。

2.双相情感障碍的躁狂发作

推荐起始剂量为一日1次，一次1~2mg，剂量可根据个体需要进行调整，增加的幅度为一日 1~2mg，且增加至少隔日或间隔多日进行，适宜的剂量为一日 2~6mg。

3.肾病、肝病患者和老年患者

起始剂量每次 0.5mg，每日 2 次，可逐渐加量至每次 1~2mg，每日 2 次。

(五)制剂与规格

片剂：1mg，2mg，3mg，4mg。口服液：30mL。15~30℃密封保存。

第三节　抗焦虑药

抗焦虑药是一大类主要用于减轻焦虑、紧张、恐惧、稳定情绪兼有镇静催眠作用的药物。这一类药发展很快，20 世纪前仅有溴剂、水合氯醛。20 世纪初出现了巴比妥类，是 20 世纪 50 年代以前主要的镇静催眠、抗焦虑药。

1955 年，科学家成功研制了新药氯氮䓬。1960 年，第 1 种苯二氮䓬类(BDZ)抗焦虑药问世，在抗焦虑药发展史上具有划时代意义，迅速取代巴比妥类，成为当代抗焦虑首选药。1963 年后出现了地西泮系列产品，其优良的药理学性能使其被广泛用于包括精神科、神经科在内的临床各学科。

BDZ 的主要药理作用：①抗焦虑；②镇静催眠；③抗惊厥；④骨骼肌松弛。各种 BDZ 的药理作用基本相似，只有强弱之分，无本质差异。例如，地西泮的抗焦虑和肌松作用较强，氯硝西泮抗惊厥和镇静作用强，临床有不同用途。

BDZ 促进 γ-氨基丁酸(GABA)中介的神经传导，因而其作用类似间接 γ 氨基丁酸受体激动药。脑中有两种 BDZ 受体，BDZ(ω-1)和 BDZ(ω-2)。地西泮是它们的激动药，具有抗焦虑、抗痉挛作用，杏仁核 BDZ 受体密度很高，提示可能是抗焦虑药重要作用部位。

目前 BDZ 仍是抗焦虑的首选药。一类新的非 BDZ 抗焦虑药(如丁螺环酮、坦度螺酮)于近年问世，其优点是镇静作用较轻，无滥用风险，但起效较慢。

一、劳拉西泮

(一)别名

氯羟安定，氯羟二氮䓬，氯羟去甲安定，罗拉。

(二)作用与用途

本药为中效的苯二氮䓬类中枢神经抑制药，可引起中枢神经系统不同部位的抑制，随着用量的增加，可引起自轻度的镇静到催眠，甚至昏迷。本药口服吸收良好、迅速;肌内注射吸收迅速、完全。血药浓度达峰时间口服为 1~6 小时,肌内注射为 1~1.5 小时。本药在血浆中及脑中有效浓度可维持数小时,作用较地西泮持久。血药浓度达稳态时间为 2~3 天。本药易通过胎盘屏障,但胎儿的血药浓度并不更高。本药的血浆蛋白结合率约为 85%。经肝脏代谢,代谢产物无药理活性。血中半衰期为 10~18 小时。重复给药蓄积少。临床主要用于抗焦虑,包括伴有精神抑郁的焦虑,但不推荐用于原发性抑郁症;可用于镇静催眠、抗惊厥及癫痫持续状态、紧张性头痛;可用作麻醉前及内镜检查前的辅助用药;注射剂可用于癌症化疗时止吐。

(三)注意事项

1.不良反应包括疲劳、共济失调、肌力减弱、恶心、胃不适、头痛、头晕、乏力、定向障碍、抑郁、食欲改变、睡眠障碍、激动、眼功能障碍及便秘等。偶见不安、精神紊乱、视物模糊等。有发生血管升压素分泌增多、性欲丧失(男性)的报道。长期用药可有巴比妥-酒精依赖性;骤然停药偶可产生惊厥。大剂量用药可出现无尿、皮疹、粒细胞减少。静脉注射可引起静脉炎、静脉血栓形成。

2.禁忌证主要包括对苯二氮䓬类药物过敏者、重症肌无力患者、青光眼患者。中枢神经系统处于抑制状态的急性酒精中毒者、有药物滥用或成瘾史者、癫痫患者、运动过多症患者、低蛋白血症患者、严重精神抑郁者、严重慢性阻塞性肺疾病患者、伴呼吸困难的重症肌无力患者、肝肾功能不全者、哺乳期女性慎用。18 岁以下患者应避免肌内注射或静脉注射本药。除用于抗癫痫外,妊娠期间应避免使用本药。

3.服药期间应避免驾车及操纵机器。

4.停药应逐渐减量,骤然停药会出现戒断综合征。

(四)用法与用量

1.口服

①抗焦虑:一次 1~2mg,一日 2~3 次;②镇静催眠:一次 2~4mg,睡前服。

2.肌内注射

①抗焦虑、镇静催眠:按体重 0.05mg/kg,最大剂量为 4mg;②癫痫持续状态:1~4mg。

3.静脉注射

注射速度应<2mg/min。①癌症化疗止吐:2~4mg,在化疗前 30 分钟注射;必要时重复注射,可与奋乃静合用。②癫痫持续状态:一次 0.05mg/kg,最大剂量为 4mg;如果癫痫持续发作或复发,10~15 分钟之后可按相同剂量重复注射;如再经 10~15 分钟后仍无效,须采用其他措施;12 小时内用量通常不超过 8mg。

（五）制剂与规格

片剂：0.5mg，1mg，2mg。注射液：2mg/mL，4mg/mL，2mg/2mL，4mg/2mL。

二、溴西泮

（一）别名

溴西泮，宁神定，溴安定，溴吡啶安定，溴吡三氮䓬，溴氮平，溴梦拉。

（二）作用与用途

本药是一种苯二氮䓬类抗焦虑药，作用类似地西泮，但疗效较强。作用机制参见地西泮。口服吸收较快，1~4小时达血药浓度峰值。生物利用度为84%。药物在肝脏广泛代谢。给药量的70%经肾脏由尿排泄，2%~6%经粪便排泄。母体的血中半衰期为8~20小时。重复用药蓄积少。临床主要用于抗焦虑，也可用于镇静、催眠。

（三）注意事项

1.不良反应

大剂量用药时有嗜睡、乏力等。长期用药可致依赖性。中毒症状及解救参见地西泮。

2.禁忌证

对本药过敏者、闭角型青光眼患者、重症肌无力患者、哺乳期女性禁用。中枢神经系统受抑制的急性酒精中毒者、昏迷或休克者、有药物滥用或成瘾史者、多动症患者、低蛋白血症患者、严重抑郁患者、严重慢性阻塞性肺气肿患者、肝肾功能不全者慎用。妊娠早期使用可增加致畸胎的危险；妊娠女性长期使用可产生依赖，使新生儿出现戒断症状；妊娠末数周用于催眠，可使新生儿中枢神经系统受抑制；分娩前或分娩时使用，可导致新生儿肌张力减弱。

3.对本药耐受较差、清除较慢的患者

应采用较低的起始剂量。

4.其他

本药应避免长期大量应用，停药前应缓慢减量。用药期间应避免驾驶、操作机械和高空作业等。

（四）用法与用量

口服。成人一次1.5~3mg，一日2~3次；可根据疗效和病情调整剂量，重症患者可用至一日18mg，分次服。老年体弱者由一日3mg开始，按需调整剂量。

（五）制剂与规格

片剂：1.5mg，3mg，6mg。

三、丁螺环酮

（一）别名

丁螺旋酮，盐酸布螺酮，盐酸丁螺环酮。

（二）作用与用途

本药为氮杂螺环癸烷二酮化合物，是一种新型抗焦虑药。在脑中侧缝际区与5-羟色胺（5-HT）受体高度结合，具有5-HT1A受体激动作用，抗焦虑作用可能与此有关。本药不具有抗惊厥及肌肉松弛作用，无明显的镇静作用与依赖性。本药与苯二氮䓬受体无亲和性，也不对γ-氨基丁酸（GABA）受体产生影响。经胃肠道吸收迅速、完全，40~90分钟后血药浓度达峰值，有首过效应。本药的蛋白结合率高达95%，但不会置换与蛋白结合的其他药物。经肝脏代谢，代谢产物有一定生物活性。肝、肾功能不全时可影响本药的代谢及清除率。血中半衰期为2~3小时。临床用于治疗广泛性焦虑症及其他焦虑障碍。

（三）注意事项

1.常见的不良反应有头晕、头痛、恶心，不安、烦躁，可见多汗、便秘、食欲减退，少见视物模糊、注意涣散、萎靡、口干、肌痛、肌痉挛、肌强直、耳鸣、胃部不适、疲乏、梦魇、多梦、失眠、激动、神经过敏、腹泻、兴奋，偶见心电图异常、血清ALT轻度升高，罕见胸痛、精神紊乱、抑郁、心动过速、肌无力、肌肉麻木。

2.禁忌证主要包括对本药过敏者、癫痫患者、重症肌无力患者、急性闭角型青光眼患者、严重肝肾功能不全者、妊娠女性、哺乳期女性、儿童。心功能不全者、轻至中度肝肾功能不全者、肺功能不全者慎用。

3.本药显效时间为2周（少数患者可能更长），故达到最大剂量后应继续治疗2~3周。

4.用药期间不宜驾驶车辆和操作机器。

（四）用法与用量

口服。成人一次5~10mg，一日3次；根据病情和耐受情况调整剂量，可每隔2~3天增加5~15mg；常用剂量为一日20~40mg，最大剂量为一日60mg。

（五）制剂与规格

片剂：5mg，10mg。

四、坦度螺酮

(一)别名

枸橼酸坦度螺酮。

(二)作用与用途

本药为嘧啶哌嗪的氮杂螺酮衍生物,属5-HT1A受体的部分激动药,对5-HT1A受体有高度亲和力,可激动海马锥体细胞突触后5-HT1A受体和中缝核突触前5-HT1A受体,从而产生抗焦虑效应。和苯二氮䓬类药(BDZ)相比,本药作用的靶点相对集中,抗焦虑作用的选择性更高,因而免除了BDZ的肌松、镇静、催眠作用和对认知、运动功能的损害。此外,本药亦可较强地抑制多巴胺能神经的兴奋作用。长期使用时,可使5-HT1A受体下调,这可能与其抗抑郁作用有关。口服吸收良好,达峰时间为0.8小时。在肝脏代谢为1-嘧啶-哌嗪,后者的血药浓度为本药的2~8倍。经肾排泄率为70%,仅有0.1%以原形排出,约20%随粪便排出,血中半衰期为1.2小时,1-嘧啶-哌嗪的血中半衰期为3~5小时。临床用于多种神经症所致的焦虑状态,如广泛性焦虑障碍,亦用于原发性高血压、消化性溃疡等疾病伴发的焦虑状态。

(三)注意事项

1.不良反应少而轻。较常见心动过速、头痛、头晕、嗜睡、乏力、口干、食欲缺乏、出汗。

2.禁忌证主要包括对本药及1-嘧啶哌嗪过敏和有过敏史者。对其他氮杂螺酮衍生物(如丁螺环酮、伊沙匹隆/吉哌隆)有过敏史者、器质性脑功能障碍患者、中度或重度呼吸功能衰竭患者、心功能不全患者、肝肾功能不全患者慎用。

3.本药一般不作为抗焦虑的首选药,如需使用不得随意长期应用。

4.对病程较长(3年以上)、病情严重或对BDZ无效的难治性焦虑患者,本药可能也难以产生疗效。

5.用药期间不得从事有危险性的机械性作业。

(四)用法与用量

口服。①成人一次10~20mg,一日3次;可根据病情适当增减剂量,一日最大剂量60mg。②老年人用药时应从小剂量开始。

(五)制剂与规格

片剂:10mg。

第四节　抗抑郁药

抗抑郁药是一类具有抗抑郁作用的药物。它不仅能治疗各类抑郁症,而且对焦虑、强迫、慢性疼痛、疑病及恐怖等都有一定疗效。抗抑郁药根据化学结构及作用机制的不同分为以下几类。①三环类抗抑郁药:阿米替林、丙咪嗪、氯米帕明、多塞平等;②四环类抗抑郁药:马普替林;③选择性5-HT再摄取抑制药:氟西汀、帕罗西汀、舍曲林、氟伏沙明、西酞普兰;④5-HT及去甲肾上腺素再摄取抑制药:文拉法辛;⑤去甲肾上腺素能及特异性5-HT能抗抑郁药:米氮平;⑥单胺氧化酶抑制药:吗氯贝胺;⑦5-HT受体拮抗剂/再摄取抑制药:曲唑酮;⑧选择性去甲肾上腺素再摄取抑制药:瑞波西汀;⑨其他:噻萘普汀、贯叶连翘提取物等。

传统的三环类抗抑郁药疗效明确,因其作用位点多,故易产生多种不良反应,例如,自主神经系统、中枢神经系统、心血管系统等不良反应。现较广泛使用的四环类抗抑郁药有马普替林,其疗效与三环类药物相当,但不良反应较轻。近10年来,新型抗抑郁药在临床得到广泛应用,主要因为这些药物较传统的抗抑郁药更为安全和有效。

一、阿米替林

(一)别名

氨三环庚素,盐酸阿米替林。

(二)作用与用途

三环类抗抑郁药,选择性抑制神经中枢突触部位对去甲肾上腺素(NA)和5-羟色胺(5-HT)的再摄取,使突触间NA和5-HT的含量增加,并增强突触后膜5-HT$_2$受体的敏感性。口服吸收完全,8~12小时达血药浓度峰值。吸收后分布于全身,可透过胎盘屏障。血浆蛋白结合率为96%。药物经肝脏代谢,主要活性代谢产物为去甲替林。本药主要经肾脏缓慢排泄,也可从乳汁排泄。血中半衰期为32~40小时。临床用于治疗各型抑郁症或抑郁状态,对抑郁性神经症亦有效。也用于治疗小儿遗尿症。

(三)注意事项

1.不良反应

常见口干、嗜睡、便秘、视物模糊、排尿困难、心悸及心动过速。偶见心律失常、眩晕、运动失调、癫痫发作、直立性低血压、肝损害和迟发性运动障碍等。用量较大时对敏感者可引起谵妄。

2.禁忌证

本品不得与单胺氧化酶抑制药合用。患者有转向躁狂倾向时应立即停药。对本药及其他三环类药物过敏者,严重心脏病、高血压患者,青光眼患者,排尿困难、前列腺肥大、尿潴留者,甲状腺功能亢进者,重症肌无力患者,急性心肌梗死恢复期患者,癫痫患者,肝功能不全者,6岁以下儿童禁用。支气管哮喘患者、心血管疾病(除严重心脏病、高血压)患者、严重肾功能不全者、妊娠女性慎用。哺乳期女性用药期间应停止哺乳。

3.光敏感性

本药可导致光敏感性增加,应避免长时间暴露于阳光或日光灯下。

4.维持治疗

维持治疗时,可每晚顿服,但老人、儿童与心脏病患者仍宜分次服用。

(四)用法与用量

1.成人

①口服:初始剂量为一次25mg,一日2~3次;可酌情增至一日150~250mg,分3次服用;最大剂量不超过一日300mg,维持剂量为一日50~150mg。②肌内注射:严重抑郁症、抑郁状态,一次20~30mg,一日2次,可酌情增量;患者能配合治疗后改为口服给药。

2.老年人

口服。一日50mg,分次服或晚间顿服,可酌情减量。

3.儿童

口服。6岁以上小儿遗尿症,一次25mg,睡前顿服。青少年抑郁症,一日50mg,分次服或晚间顿服。

(五)制剂与规格

片剂:10mg,25mg。缓释片:50mg。注射液:20mg/2mL。

二、多塞平

(一)别名

多虑平,凯塞,凯舒,普爱宁。

(二)作用与用途

本品为三环类抗抑郁药,作用机制同阿米替林。除抗抑郁外,本药有一定的抗焦虑作用,但抗胆碱作用较弱。口服易吸收,2~4小时血药浓度达峰值。局部外用后,也可在血中检测到药物。多塞平在体内分布较广,可透过血-脑脊液屏障和胎盘屏障。

在肝脏代谢,生成活性代谢物去甲基多塞平。药物可泌入乳汁。血中半衰期为8~25小时。临床用于治疗焦虑性抑郁症或抑郁性神经症,也可用于镇静、催眠。本药乳膏剂用于治疗慢性单纯性苔藓、湿疹、特应性皮炎、过敏性接触性皮炎等引起的瘙痒。

(三)注意事项

1.常见的不良反应有唇干、口干、口腔异味、恶心、呕吐、食欲缺乏、消化不良、便秘、腹泻、头痛、头晕、嗜睡、疲劳、失眠、烦躁、多汗、虚弱、体重增加或减少、视物模糊等。可随机体对药物的适应自行消失。局部症状有烧灼感和(或)刺痛感、瘙痒加重、湿疹加重以及皮肤干燥、发紧、张力增高、感觉异常、水肿、激惹脱屑和龟裂。严重的不良反应有兴奋、焦虑、发热、胸痛、意识障碍、排尿困难、乳房肿胀、耳鸣、痉挛、惊厥、脱发、手足麻木、心悸、癫痫、咽痛、紫癜、震颤、眼睛或皮肤黄染等。

2.禁忌证主要包括对本药及其他三环类药物过敏者、严重心脏病患者、心肌梗死恢复期患者、甲状腺功能亢进患者、谵妄者、尿潴留者、癫痫患者、青光眼患者、肝功能不全者。心血管疾病患者,前列腺肥大、排尿困难者,眼压高者,肾功能不全者,儿童,老人,妊娠女性,哺乳期女性慎用。

3.停用单胺氧化酶抑制药2周后,才能使用本药。

4.本药乳膏只用于局部未破损皮肤,不能用于眼部及黏膜。用药部位不可使用密闭敷料。连续使用本药乳膏不得超过1周,以防药物蓄积。

(四)用法与用量

1.口服抗抑郁,初始剂量为一次25mg,一日2~3次;逐渐增至一日100~250mg;最大剂量不超过一日300mg。

2.肌内注射重度抑郁症,一次25~50mg,一日2次。

3.局部外用于患处涂一薄层,一日3次,每次涂布面积不超过总体表面积的5%,2次使用应间隔4小时。

(五)制剂与规格

片剂:25mg,50mg,100mg。注射液:25mg/mL。乳膏:0.5g/10g。

三、氯米帕明

(一)别名

安拿芬尼,海地芬,氯丙咪嗪。

(二)作用与用途

本药为三环类抗抑郁药,通过抑制突触前膜对去甲肾上腺素(NA)与5-羟色胺

(5-HT)的再摄取而产生抗抑郁作用,其抑制5-HT再摄取的作用强于其他三环类抗抑郁药。本药具中度抗胆碱作用,同时还有抗焦虑与镇静作用。口服吸收迅速而完全,生物利用度为30%~40%,进食对吸收无影响。药物可广泛分布于全身,也可分布于脑脊液中,能透过胎盘屏障。血浆蛋白结合率高达96%~97%。在肝脏有首过代谢,活性代谢产物为去甲氯米帕明。血中半衰期为21~31小时。临床用于内因性抑郁症、心因性抑郁症、抑郁性神经症以及各种抑郁状态;伴有抑郁症状的精神分裂症。也用于强迫症、恐惧症及多种疼痛。

(三)注意事项

1.最常见的不良反应有过度嗜睡。其他主要不良反应有精神紊乱、口干、出汗、眩晕、震颤、视物模糊、排尿困难、直立性低血压、性功能障碍(见于男性)、恶心及呕吐等。偶见皮肤过敏、粒细胞减少。罕见肝损伤、发热、癫痫发作。大剂量时可产生焦虑、心律失常、传导阻滞、失眠等。

2.禁忌证主要包括严重心脏病、心肌梗死急性发作期、癫痫、青光眼、尿潴留及对三环类药物过敏者、6岁以下儿童。肝肾功能不全、前列腺肥大、心血管病患者以及老年人、妊娠女性及哺乳期女性慎用。

3.不得与单胺氧化酶抑制药合用。

4.只有在治疗抑郁症、强迫症或恐惧症的起始阶段,口服给药不可行或不合适时,方可采用肌内注射或静脉滴注给药。

(四)用法与用量

1.口服

治疗抑郁症:①成人,起始剂量为一次25mg,一日2~3次;或服缓释片,一日75mg,每晚顿服;可在1~2周内缓慢增加至最适剂量;门诊患者最大剂量为一日250mg,住院患者为300mg。②老年人,口服起始剂量为一日20~30mg,剂量可酌情缓慢增加,以不超过一日75mg为宜。③儿童,6岁以上者,起始剂量为一日10mg;10天后,6~7岁儿童可增至一日20mg,8~14岁儿童可增至一日20~25mg,14岁以上儿童可增至一日50mg。最大剂量为一日200mg。

治疗强迫症:起始剂量为一次25mg,一日1次;前2周逐渐增加至一日100mg,数周后可再增加,最大剂量为一日250mg。儿童患者口服用量同抑郁症。

治疗恐惧症:成人,一日75~150mg,分2~3次服。

治疗慢性疼痛:成人,一日10~150mg,宜同时服用镇痛药。

2.静脉滴注

成人,严重抑郁症者,开始一日25~50mg溶于250~500mL葡萄糖氯化钠注射液中,一日1次,在1.5~3小时内输完;可缓慢增加至一日50~150mg,最大剂量一日不超过200mg。

(五)制剂与规格

片剂:10mg,25mg。缓释片:75mg。注射液:25mg/2mL。

四、马普替林

(一)别名

甲胺丙内乙蒽,路滴美,路地米尔,马普智林,麦普替林。

(二)作用与用途

马普替林为四环类抗抑郁药,与三环类抗抑郁药具有相似的药理作用。本药可选择性地抑制中枢神经元突触前膜对去甲肾上腺素的再摄取,但不能阻断对5-羟色胺的再摄取。其抗抑郁效果与阿米替林相似,且起效较快、不良反应较少。此外,本药还有抗胆碱作用。口服后吸收完全,血药浓度达峰时间为12小时。起效时间通常为2~3周,少数可在7天内起效。口服片剂的生物利用度为100%。马普替林在肝脏代谢,代谢产物有去甲基马普替林和马普替林-N-氧化物,均有药理活性。母体药物血中半衰期为27~58小时,老年人为66.1小时。活性代谢物血中半衰期为60~90小时。临床主要用于治疗各型抑郁症。

(三)注意事项

1.不良反应

与三环类药物相似,但轻微而短暂。

2.禁忌证

对本药过敏者,急性心肌梗死患者,束支传导阻滞者,癫痫患者或有惊厥史者,闭角型青光眼患者,尿潴留者,酒精、安眠药、止痛药或抗精神病药物急性中毒者,6岁以下儿童,哺乳期女性禁用。心血管疾病者、前列腺肥大者、排尿困难者、有眼内压升高病史者、甲状腺功能亢进者或同服甲状腺激素者、肝肾功能不全者、老年人、妊娠女性慎用。

(四)用法与用量

口服。

1.成人

开始一次25mg,一日2~3次,根据病情需要隔日增加25~50mg;有效治疗量一般为一日75~150mg;维持剂量一日50~150mg,分1~2次口服。

2.老年

起始剂量为一次10mg,一日3次;或一次25mg,一日1次;或一次12.5mg,一日1次。然后逐渐增至一日50~75mg维持。老年人维持治疗时不宜在晚间睡前单次服药,仍以分次服药为宜。

(五)制剂与规格

片剂:10mg,25mg,50mg,75mg。注射液:25mg/5mL。滴剂:1mg/50mL。

五、氟西汀

(一)别名

百优解,氟苯氮苯胺,氟苯氧丙胺,氟胺苯胺丙醚,氯苯氟丙胺。

(二)作用与用途

本药为选择性5-羟色胺(5-HT)再摄取抑制药(SSRI),可特异性地抑制5-HT的再摄取,增加突触间隙5-HT的浓度,从而起到抗抑郁的作用。本药对5-HT再摄取的抑制作用强于对去甲肾上腺素或多巴胺再摄取的抑制作用。其抗副交感神经的作用和抗组胺的作用较弱。口服吸收良好,用药后1~2周即可起效。治疗抑郁症时,4周可达最大效应;而治疗强迫症时,需5周或更长时间才能达到最大效应。本药有首过效应,生物利用度为100%。在体内分布广泛,可透过血-脑脊液屏障。血浆蛋白结合率高达95%。本药主要在肝脏经细胞色素P4502D6酶代谢,主要代谢产物为有活性的去甲氟西汀,其他还有少量葡萄糖醛酸结合物。药物主要经肾随尿排出,少量随粪便排出,另有部分随乳汁分泌。氟西汀和去甲氟西汀的血中半衰期分别为1~3天、4~16天,两者均不能通过透析清除。临床用于治疗各种抑郁性精神障碍,包括轻型或重型抑郁症、双相情感障碍的抑郁症、心因性抑郁症及抑郁性神经症。国外已批准用于治疗强迫症,还用于治疗贪食症、经前紧张症。

(三)注意事项

1.不良反应

常见厌食、焦虑、腹泻、倦怠、头痛、失眠及恶心等。可见昏睡、多汗、皮疹等。少见咳嗽、胸痛、味觉变化呕吐、胃痉挛、食欲减退或体重下降、便秘、视力改变、多梦、注意力集中困难、头晕、口干、心率加快、乏力、震颤、尿频、痛经、性功能减退及皮肤潮红。罕见皮肤变态反应、低血糖症、低钠血症、躁狂发作或癫痫发作。

2.禁忌证

对本药过敏者禁用。肝肾功能不全者、儿童、妊娠女性慎用。不推荐哺乳期女性使用。

3.其他

本药及其活性代谢产物的血中半衰期较长,停药时无须逐渐减量停药,但应考虑药物的蓄积作用。停药后其作用可持续5周,因此在停药期间应继续观察服药期间的所有反应。

(四)用法与用量

1.一般用法

口服:①成人,起始剂量为一日20mg,早餐后服用为宜;如数周后疗效不明显,可每周增加20mg;通常有效治疗剂量为一次20~40mg,一日1次;最大剂量不应超过一日60mg。②老年人,起始剂量为一日10mg,应延长服药间隔时间,缓慢增加剂量。

2.难治性抑郁症

口服:可用至一次60mg,一日1次;维持量为一次20mg,一日1次;或一次20mg,每2~3天1次。

3.强迫症、贪食症

口服:用量略高于抑郁症的治疗剂量,可能需要用至一次40~60mg,一日1次。

(五)制剂与规格

片剂:10mg,20mg。分散片:20mg。胶囊:20mg。

六、帕罗西汀

(一)别名

氟苯哌苯醚,帕罗克赛,赛乐特。

(二)作用与用途

本药为抗抑郁药,能选择性抑制5-羟色胺(5-HT)的再摄取,提高神经突触间隙内5-HT的浓度,从而产生抗抑郁作用。对去甲肾上腺素与多巴胺的再摄取抑制作用很微弱。本药不与肾上腺素 α_1、α_2 或 β 受体发生作用,也不与多巴胺 D_2 或组胺 H_1 受体结合,不抑制单胺氧化酶。口服吸收良好,有首过效应。口服本药30mg,10天内可达稳态血药浓度,达峰时间为5.2小时,血药浓度峰值为61.7ng/mL。生物利用度为50%~100%。吸收不受食物或抗酸药的影响。本药可广泛分布于各种组织和器官,仅1%出现在体循环中。血浆蛋白结合率高达95%。药物经肝脏 CYP_{450} 同工酶代谢,代谢产物无活性。本药大部分经肾随尿排出,其中2%为原形;约36%由粪便排出;也可经乳汁排泄。健康人的血中半衰期为24小时,个体间存在显著差异。临床主要用于治疗抑郁症及其伴发的焦虑症状和睡眠障碍,也可用于惊恐障碍、社交恐惧症及强迫症。

(三)注意事项

1.不良反应

常见乏力、便秘、腹泻、头晕、头痛、口干、视物模糊、多汗、失眠、性功能减退、震颤、尿频或尿潴留、呕吐、恶心、嗜睡、激动及胃肠胀气等。较少见焦虑、食欲改变、心悸、感觉障碍、味觉改变、体重变化、肌痛、肌无力、直立性低血压、血管神经性水肿、肝功能异常、心动过速、低钠血症、皮疹。罕见的不良反应有锥体外系反应,如静坐不能、肌张力低下、肌张力不协调、构音不连贯等。

2.禁忌证

对本药过敏者禁用。癫痫患者、癫痫或躁狂病史者、严重心脏疾病患者、闭角型青光眼患者、肝肾功能不全者、妊娠女性、哺乳期女性慎用。

3.治疗时间

在服用1~3周后才能充分显效。用药时间应足够长以巩固疗效,抑郁症痊愈后维持治疗时间至少数月,强迫症和惊恐障碍的维持治疗时间更长。

4.其他

用药期间不宜驾驶车辆、操作机械或高空作业。

(四)用法与用量

口服。建议每日早餐时顿服,勿咀嚼药片。

1.抑郁症、社交恐惧症/社交焦虑症

一日20mg;2~3周后根据患者反应,每周可将一日剂量增加10mg,最大剂量可达一日50mg。

2.强迫症

初始剂量为一日20mg,每周可将一日剂量增加10mg;常规剂量为一日40mg,最大剂量可达一日60mg。

3.惊恐障碍

初始剂量为一日10mg,每周可将一日剂量增加10mg;常规剂量为一日40mg,最大剂量可达一日50mg。

(五)制剂与规格

片剂:20mg。

七、舍曲林

(一)别名

珊特拉林,左洛复。

(二)作用与用途

本药是选择性5-羟色胺(5-HT)再摄取抑制药,对5-HT再摄取的抑制强化了5-HT受体神经传递。本药与毒蕈碱受体、5-羟色胺能受体、多巴胺受体、肾上腺素受体、组胺受体、7-氨基丁酸受体以及苯二氮䓬类受体无亲和作用。口服易吸收,6~8小时血药浓度达峰值。在体内分布广泛,血浆蛋白结合率约为98%。药物通过肝脏代谢,形成活性较弱的代谢产物N-去甲基舍曲林。舍曲林和去甲基舍曲林在体内代谢完全,最终代谢产物随粪便和尿液等量排泄,只有少量原形药随尿排出。舍曲林在血中的平均半衰期为22~36小时,N-去甲基舍曲林的血中半衰期为62~104小时。临床主要用于治疗抑郁症,或预防其发作,也用于治疗强迫症。

(三)注意事项

1.不良反应

有胃肠道不适,如恶心、厌食、腹泻等。亦可出现头痛、不安无力、嗜睡、失眠、头晕或震颤等。少见不良反应有过敏性皮疹及性功能减退。大剂量时可能诱发癫痫。突然停药可有撤药综合征,如失眠、焦虑、恶心、出汗、震颤、眩晕或感觉异常等。

2.禁忌证

对本药过敏者、严重肝功能不全者禁用。有癫痫病史者、闭角型青光眼患者、严重心脏病患者、轻至中度肝功能不全者、肾功能不全者儿童、妊娠女性、哺乳期女性慎用。

3.癫痫发作

出现癫痫发作应停药。

4.其他

用药期间不宜驾驶车辆、操作机械或高空作业。

(四)用法与用量

1.抑郁症

口服,一次50mg,一日1次,治疗剂量范围为一日50~100mg。

2.强迫症

口服,开始剂量为一次50mg,一日一次;逐渐增加至一日100~200mg,分次口服。

（五）制剂与规格

片剂：50mg，100mg。密封，30℃以下保存。

八、氟伏沙明

（一）别名

氟甲沙明，氟戊肟胺，兰释。

（二）作用与用途

本药具有抗抑郁作用，可抑制脑神经元对5-羟色胺的再摄取，但不影响对去甲肾上腺素的再摄取和单胺氧化酶的活性，对心血管系统影响小，很少引起直立性低血压。口服吸收迅速而完全。单次服用100mg，2~8小时达血药浓度峰值。用药后10天内达稳态血药浓度。进食对药物吸收的影响不明显。血清总蛋白结合率为77%。药物在肝脏代谢，肾脏排泄占总排泄量的94%，少量经乳汁分泌。本药的血中半衰期为15.6小时。临床用于治疗各类抑郁症和强迫症。

（三）注意事项

1.不良反应

本药耐受良好，常见的不良反应有困倦、恶心、呕吐、口干、过敏等，连续使用2~3周后可逐渐消失。也可见心动过缓、可逆性血清肝酶浓度升高。偶见惊厥。

2.禁忌证

对本药过敏者、哺乳期女性禁用。癫痫患者、患躁狂症或处于轻度躁狂状态的患者、妊娠女性慎用。不推荐儿童使用，但8岁以上儿童可酌情使用。

3.联合用药

本药治疗抑郁症伴焦虑状态、烦躁、失眠时，如疗效不佳，可与苯二氮䓬类药合用，但禁止与单胺氧化酶抑制药（MAOI）合用。停用本药2周后才可使用MAOI。

4.其他

服用本药期间禁止驾驶车辆或操作机械。

（四）用法与用量

1.抑郁症

口服。推荐起始剂量为一日50~100mg，晚间顿服，再逐渐增加；常规剂量为一日100mg，可酌情调整，剂量超过一日150mg时可分次服。

2.抑郁症复发

口服：推荐剂量为一日50~100mg。

3.强迫症

口服:推荐的起始剂量为一日50mg,睡前服,连服3~4天,再逐渐增加;常规剂量为一日100~300mg;最大剂量为一日300mg。儿童强迫症:8岁以上儿童的起始剂量为一日50mg,睡前服;最大剂量为一日200mg。

(五)制剂与规格

片剂:50mg,100mg。干燥,避光处保存。

九、西酞普兰

(一)别名

氰酞氟苯胺,喜普妙。

(二)作用与用途

本药是一种二环氢化酞类衍生物,为选择性5-羟色胺(5-HT)再摄取抑制药。通过抑制5-HT再摄取,提高突触间隙5-HT浓度,增强5-HT的传递功能而产生抗抑郁作用。口服吸收好,2~4小时达血药峰浓度,食物不影响其吸收。一日1次给药,约1周内血清浓度达稳态。绝对生物利用度约80%。药物在肝脏代谢,主要代谢产物有3种,均有活性,但它们的选择性、活性都比母体化合物差,在血清中的浓度也较低。血中半衰期较长,正常成人半衰期约35小时。血液透析不能清除本药。临床用于各种类型的抑郁症。

(三)注意事项

1.不良反应通常短暂而轻微,在治疗开始的第1~2周比较明显,随着抑郁状态的改善,不良反应逐渐消失。常见恶心、呕吐、口干、腹泻、多汗、流涎减少、震颤、头痛、头晕、嗜睡或睡眠时间缩短。可引起激素分泌紊乱、躁狂、心动过速及直立性低血压、性功能障碍。有引起癫痫发作的个案报道。

2.禁忌证主要是对本药过敏者。对其他SSRI过敏者、心血管疾病患者、有自杀倾向者、肝功能不全者、严重肾功能不全者、有躁狂病史者、有癫痫病史者、妊娠女性、哺乳期女性慎用。

3.使用本药不应同时服用含酒精的制品。

4.服用本药期间,患者从事需精神高度集中的工作(包括驾驶汽车)时应谨慎。

5.本药通常需经过2~3周的治疗方可判定疗效。为防止复发,治疗至少持续6个月。为避免出现戒断症状,需经过1周的逐步减量后方可停药。

(四)用法与用量

口服。初始剂量为一次 20mg,一日 1 次;必要时可增至最大剂量一次 60mg,一日 1 次;增量需间隔 2~3 周。肝功能不全者、65 岁以上的患者初始剂量为一次 10mg,一日 1 次;推荐剂量为一日 20mg,最大剂量为一日 40mg。

(五)制剂与规格

片剂:20mg。

十、文拉法辛

(一)别名

博乐欣,凡拉克辛,万拉法新,怡诺思。

(二)作用与用途

文拉法辛及其活性代谢物是神经系统 5-羟色胺和去甲肾上腺素(NA)再摄取抑制药,通过抑制 5-HT 和 NA 的再摄取而发挥抗抑郁作用。本药及其活性代谢产物对多巴胺的再摄取有轻微的抑制作用,对单胺氧化酶无抑制作用。口服经胃肠道吸收迅速而良好,有首过效应。在肝脏中代谢的主要活性产物为 O-去甲基文拉法辛(ODV),其抗抑郁作用与母体药相似。多次给药,文拉法辛和 ODV 在 3 天内达到稳态血浆浓度。文拉法辛和 ODV 的血浆蛋白结合率分别为 27% 和 30%;血中半衰期分别为 5 小时、11 小时。本药及其代谢产物主要经肾脏排泄。临床用于治疗各种抑郁症及抑郁伴发的焦虑,国外还用于治疗广泛性焦虑症。

(三)注意事项

1.不良反应

有胃肠道不适、头痛、无力、嗜睡、失眠、头晕或震颤等;少见过敏性皮疹及性功能减退;可引起血压升高,且与剂量呈正相关;大剂量时可诱发癫痫;突然停药可见撤药综合征。

2.禁忌证

对本品过敏者禁用。闭角型青光眼、癫痫、严重心脏疾患、高血压、甲状腺疾病、血液病患者以及有自杀倾向者、肝肾功能不全者、老年患者、妊娠女性及儿童慎用。

3.服药时间

本药缓释胶囊应于每日相同的时间在进餐时服,一日 1 次,以水送服。不得将其弄碎、嚼碎或溶解在水中服用。

4.其他

用药期间驾车或操纵机器应谨慎。

(四)用法与用量

口服。起始剂量为一日37.5mg,分2~3次进餐时服;剂量可酌情增加,通常最大剂量为一日225mg,分3次服;增加的剂量达一日75mg时,至少应间隔4天。对严重抑郁症患者,剂量可增至一日375mg;轻至中度肾功能不全者,日剂量应降低25%。中度肝硬化患者,日剂量应降低50%。

(五)制剂与规格

片剂:25mg,37.5mg,50mg,75mg,100mg。胶囊:25mg,50mg。缓释胶囊:75mg,150mg。

十一、曲唑酮

(一)别名

苯哌丙吡唑酮,美抒玉。

(二)作用与用途

本药为三唑吡啶类抗抑郁药。本药可选择性地抑制5-羟色胺(5-HT)的再吸收,并可微弱地阻止去甲肾上腺素再吸收。本药无抗胆碱不良反应,对心血管系统的毒性小,但能引起血压下降,此作用与剂量相关。本药还具有中枢镇静作用和轻微的肌肉松弛作用,但无抗痉挛和中枢兴奋作用。此外,本药能阻断5-HT$_2$受体,改善睡眠,并能显著缩短抑郁症患者入睡的潜伏期,延长整体睡眠时间,提高睡眠效率。口服吸收良好。由肝脏的微粒体酶广泛代谢,其代谢产物仍有明显的活性。本药及其代谢产物均易透过血-脑脊液屏障,极少量可透过胎盘屏障。临床主要用于治疗各种抑郁症,也可用于治疗伴有抑郁症状的焦虑症。

(三)注意事项

1.不良反应

常见嗜睡、疲乏、头昏、头痛、失眠、紧张、震颤、视物模糊、口干、便秘、过度镇静及激动等。少见直立性低血压、心动过速、恶心、呕吐。偶见高血压、腹痛、共济失调、白细胞和中性粒细胞计数降低。极少见肌肉骨骼疼痛、多梦、静坐不能、变态反应、贫血、胃胀气、排尿异常、性功能障碍和月经异常等。

2.禁忌证

对本药过敏者、严重肝功能不全者、严重心脏病或心律失常者、意识障碍者禁用。

癫痫患者、轻至中度肝功能不全者、肾功能不全者、妊娠女性、哺乳期女性慎用。

3.联合用药

本药与降压药合用,需要减少降压药的剂量。

4.剂量调整

服用本药应从低剂量开始,逐渐增加剂量并观察治疗反应。如出现嗜睡,须减量或将每日的大部分药调至睡前服。通常在治疗第1周内症状有所减轻,在2周内出现较好的抗抑郁效果,25%的患者达到较好的疗效需要2~4周。

5.服药时间

本药宜在餐后立即服用。禁食或空腹服药可能会加重头晕。

（四）用法与用量

1.成人

口服,初始剂量为一日50~100mg,分次服;3~4天内,门诊患者剂量以一日200mg为宜,分次服;住院患者较严重者剂量可增加,最高剂量不超过一日400mg,分次服。长期用药,维持量为最低有效剂量。一旦产生足够的疗效,可酌情逐渐减量。建议持续治疗数月以上。

2.老年人

口服,初始剂量为一次25mg,一日2次;经3~5天逐渐增至一次50mg,一日3次;剂量很少超过一日200mg。

（五）制剂与规格

片剂:50mg,100mg。

十二、米氮平

（一）别名

米塔扎平,瑞美隆。

（二）作用与用途

为四环类抗抑郁药。是α_2-肾上腺素和5-HT受体拮抗剂,可阻断突触前的α_2-受体,强化去甲肾上腺素和5-HT的释放,对组胺H_1受体、外周α_1-受体及胆碱能受体也有一定的阻滞作用。口服吸收快而完全,生物利用度约为50%。约2小时达血药浓度峰值,血清蛋白结合率约为85%。本药主要在肝脏代谢,主要经肾脏排泄。女性患者的血中半衰期(平均37小时)显著长于男性患者(平均26小时)。中度和重度肾功能不全时,本药的清除率分别下降30%和50%。临床用于治疗抑郁症。

（三）注意事项

1.不良反应

主要为嗜睡、食欲增加、体重增加、头晕、便秘及口干,少见意识错乱、焦虑、情绪不稳、兴奋、皮疹、水肿、呼吸困难、低血压、肌痛、感觉迟钝、疲乏、眩晕、噩梦、恶心、呕吐、腹泻、尿频。尚可诱发双相情感障碍者的躁狂发作、惊厥发作、震颤、肌痉挛、水肿、急性骨髓抑制及血清氨基转移酶升高。

2.禁忌证

对本品过敏者禁用。肝肾功能不全者,传导阻滞、心绞痛及心肌梗死等心脏病患者,癫痫患者,粒细胞缺乏者,高胆固醇血症者,妊娠女性和哺乳期女性不宜使用。

3.联合用药

应避免本药与地西泮及其他中枢抑制药联用,用药期间禁止饮酒。

（四）用法与用量

口服。成人每日15mg,逐渐加至有效剂量每日15~45mg,睡前服1次或早晚各1次。

（五）制剂与规格

片剂:15mg,30mg。避光干燥处（20~30℃）。

十三、噻奈普汀

（一）别名

达体郎,Tatinol。

（二）作用与用途

为三环类抗抑郁药,作用于5-羟色胺系统,对心境紊乱有较好的作用。对躯体不适症状具有较显著作用,特别是对与焦虑和心境紊乱有关的胃肠道不适症状效果较明显。对酒精依赖患者在戒断过程中出现的性格和行为异常有缓解作用。本药对睡眠和注意力、心血管系统没有影响,也无抗胆碱作用和药物成瘾性。口服吸收迅速且完全。口服12.5mg后,0.79~1.8小时可达血药浓度峰值。体内分布迅速,血浆蛋白结合率高达94%。在肝脏代谢,主要以代谢产物形式从尿中排出。血中半衰期为2.5小时。长期用药的老年人及肾功能不全患者,半衰期延长1小时;对肝功能不全者未见不良影响。临床用于治疗各种抑郁症,如神经源性的反应性抑郁症、躯体（特别是胃肠道）不适的焦虑抑郁症及酒精依赖患者在戒断过程中出现的焦虑抑郁状态等。

(三)注意事项

1.不良反应

少见,通常有轻度上腹不适、腹痛、口干、厌食、恶心、呕吐、便秘、腹胀;心动过速、期前收缩、心前区疼痛;失眠、嗜睡、噩梦、无力眩晕、头痛、晕厥、震颤、发热、面部潮红;呼吸困难、喉部堵塞感、咽部发痒;肌痛、腰痛。

2.禁忌证

对本药过敏者、15岁以下儿童禁用。不宜与单胺氧化酶抑制药(MAOI)类药物合用。心血管疾病患者、胃肠道疾病患者、严重肾功能不全者、老年患者、有三环类抗抑郁药过敏史者、妊娠女性慎用。用药期间不宜哺乳。

3.其他

手术前24小时或48小时需停服本药。不可突然停药,需7~14天逐渐减量。如正在服用单胺氧化酶抑制药,需停药2周,才可服用本药;本来服用噻奈普汀改为MAOI类药物治疗的患者,只需停服噻奈普汀24小时。用药后不宜驾驶或操纵机器。

(四)用法与用量

口服。推荐剂量为一次12.5mg,一日3次,于早、中、晚餐前服用。肾功能不全者、老年人应减少剂量,最大剂量不超过一日25mg。

(五)制剂与规格

片剂:12.5mg。低于30℃保存。

第五节 抗癫痫药

一、丙戊酸钠

(一)剂型规格

片剂:100mg,200mg。肠溶片:250mg,500mg。缓释片:500mg。

(二)作用与特点

本品为广谱抗癫痫药。能提高大脑的兴奋阈,抑制病性脑电的扩散,而有抗癫痫作用。口服迅速吸收,分布于细胞外液,血中浓度1~4小时可达峰值,大部分与血浆蛋白结合,主要经肾脏排泄,少量从粪便排出。本品可由乳汁分泌。

(三)适应证

可用于各种类型的癫痫,如大发作、小发作、局限性发作、肌阵挛、混合性癫痫等。

(四)用法与用量

口服：每次200~400mg，每日2~3次。

(五)不良反应与注意事项

可有嗜睡、厌食、恶心等不良反应。偶有血小板减少、脱发及共济失调等。肝功能不良者慎用，用药期间应定期检查肝功能。妊娠女性及哺乳期女性慎用。限用于对其他抗癫痫药治疗无效的病例。

(六)药物相互作用

本品可提高苯巴比妥的血药浓度，与这些药物合用时应注意调整剂量。与氯硝西泮和乙琥胺合用时可增加这两种药物的血药浓度，出现中毒的临床症状。本品与抗凝药(如华法林、肝素)、溶血栓药、抗血小板凝聚药(如阿司匹林)合用可增加这些药物的药效。与抗精神病药合用可增强中枢抑制，并降低惊厥阈。

二、卡马西平

(一)制剂与规格

片剂：200mg。缓释片：200mg，400mg。

(二)作用与特点

本品可稳定过度兴奋的神经细胞膜，抑制反复的神经放电，并减少突触对兴奋冲动的传递，可封闭电压依赖性钠离子通路。其抗癫痫作用可能是通过减少谷氨酸释放和稳定神经膜，抗躁狂作用可能是由于抑制多巴胺和去甲肾上腺素的积聚。在人体吸收比较缓慢，但完全。单剂量服用400mg后，12小时达平均血药峰值浓度(约为4.5μg/mL)。食物的摄取不影响本品的吸收速率和程度。本品在1~2周达稳定血浆浓度，但个体差异大，大多数患者的治疗浓度范围在4~12μg/mL，相当于17~50μmol/L。儿童对本品的清除较快。本品血浆蛋白结合率为70%~80%，乳汁中浓度相当于血浆浓度的25%~60%。本品能通过胎盘屏障。卡马西平在肝脏代谢，单剂量口服$t_{1/2}$为36小时，重复给药后为16~24小时。

(三)适应证

癫痫、躁狂症、躁郁症、戒酒综合征、由多发性硬化症引起的三叉神经痛和原发性三叉神经痛、原发性舌咽神经痛、糖尿病神经病变引起的疼痛、中枢性尿崩症、神经内分泌性的多尿和烦渴。

(四)用法与用量

癫痫：成人初始剂量每次100~200mg，1~2次/天，逐渐增加至最佳疗效的剂量，通常每次为400mg,2~3次/天;儿童10~20mg/(kg·d),分次服用。三叉神经痛:初始剂量200~400mg/d,逐渐加至每次200mg,3~4次/天,然后逐渐减至最低维持剂量。戒酒综合征:平均剂量为每次200mg,3~4次/天。中枢性尿崩症:成人每次200mg,每日2~3次;儿童剂量酌减。糖尿病神经病变引起的疼痛:每次200mg,2~4次/天。躁狂症和躁郁症:400~1600mg/d,分2~3次服用。

(五)不良反应与注意事项

可引起中枢神经系统神经病学反应、皮肤及其附属器变态反应、血液系统异常、胃肠道症状、内分泌系统和代谢紊乱、肺过敏反应。本品可能会影响口服避孕药的可靠性。治疗时应进行血液学检查,若出现明显的骨髓抑制应立刻停药。有严重的皮肤反应者应停用。对混合型癫痫伴有非典型失神发作的患者慎用。有心脏病、肝病和肾病史、对其他药物有血液学不良反应史或已中断本品疗程者,应在监护下慎用本品。在服药前及服药期间应定期进行肝肾功能检查。本品有轻度的抗胆碱能作用,治疗期间眼压升高的患者,应在严密监护下治疗。本品可降低乙醇的耐受性,影响驾驶和操作机器的能力。妊娠及哺乳期女性慎用。对本品过敏者、房室传导阻滞者、有骨髓抑制史或有急性间歇性卟啉症者禁用。禁止与单胺氧化酶抑制药合用。

(六)药物相互作用

本品可降低经肝脏单胺氧化酶代谢药物的血浆浓度,减少甚至消除其活性。本品也可降低或升高苯妥英钠的血药浓度。下列药物可能升高本品的血药浓度:红霉素、竹桃霉素、交沙霉素(有可能)、异烟肼、维拉帕米、地尔硫䓬、右丙氧芬、维洛沙嗪、氟西汀、西咪替丁(有可能)、乙酰唑胺、达那唑、地昔帕明(有可能)、烟酰胺(成人且高剂量时),本品与这些药物合用时,应适当调节本品剂量并监测血药浓度。本品与锂盐、甲氧氯普胺,或与精神安定药(如氟哌啶醇、硫利达嗪)合用,能增加神经系统的不良反应。苯巴比妥、苯妥英钠、扑痫酮、茶碱、氯硝西泮、丙戊酸、丙戊酰胺能降低本品的血药浓度,与这些药物合用时,本品的剂量需相应调节。与一些利尿药合用(如氢氯噻嗪、呋塞米)可能引起低钠血症。本品对非去极化肌松药(如泮库铵)有拮抗作用,若需要可加大剂量。

三、苯巴比安钠

(一)剂型规格

注射液:100mg/0.1mL,200mg/0.2mL。

(二)作用与特点

本品为巴比妥类长效镇静催眠药。能直接阻断脑干网状结构上行激活系统,使大脑皮质细胞产生抑制过程。具有较强的镇静、催眠、抗惊厥及抗癫痫作用。

(三)适应证

用于失眠、焦虑、烦躁及多种原因引起的惊厥等。其注射剂主要用于抗惊厥。

(四)用法与用量

抗惊厥及癫痫持续状态:肌内注射,每次100~200mg,极量每次200~500mg。麻醉前给药:术前0.5~1小时肌内注射,每次100~200mg。

(五)不良反应与注意事项

偶有过敏,重者皮肤和黏膜出现红斑、发疹、坏死性结膜炎、知觉异常、精神活动功能低下、发音困难、运动失调昏迷和蛋白尿、低血钾、大细胞性贫血。注射剂不稳定,不宜贮存。

(六)药物相互作用

溶液pH值为9.7,与pH值较低的药液混合常有沉淀析出,故不可与酸性药物配伍。

第六节　抗帕金森病药

一、卡比多巴

(一)剂型规格

片剂:25mg。

(二)作用与特点

本品为外周多巴脱羧酶抑制药,与左旋多巴合用治疗震颤麻痹时,低剂量的左旋多巴即可产生有效的多巴胺脑浓度;口服由肠道迅速吸收,由尿中排出,一般不能通过血-脑屏障,但能通过胎盘,也可经乳汁分泌。

(三)适应证

与左旋多巴合用治疗帕金森病。

(四)用法与用量

口服:每日25~50mg,配伍左旋多巴每日0.25~0.5mg。1周后,每服3~4天增加卡比多巴25mg、左旋多巴0.25g。

(五)不良反应与注意事项

单用未见不良反应。与左旋多巴合用时,可出现恶心、呕吐等。另外,左旋多巴引起的异常不随意运动精神障碍等趋于较早发生。常可引起精神抑郁,面部、舌、上肢及手部的不自主运动;妊娠女性避免使用。患有严重心、肝、肾疾患及精神病患者禁用。

(六)药物相互作用

不宜和金刚烷胺、苯扎托品、丙环定、苯海索合用。

二、盐酸苯海索

(一)剂型规格

片剂:2mg,5mg。胶囊剂:5mg。

(二)作用与特点

本品为中枢性M受体阻断药,外周作用较弱,为阿托品的1/10~1/3,可抑制突触间隙多巴胺的再摄取。能改善帕金森病患者的僵直、运动障碍、震颤等症状,对僵直症状改善效果较显著,对震颤症状改善较差,总的疗效不及左旋多巴和金刚烷胺。口服易吸收,分布广泛。小剂量时半衰期为(1.7±0.2)小时,大剂量时为(3.7±0.3)小时。以原形及代谢物形式由尿排出体外。

(三)适应证

帕金森病:主要用于轻症及不能耐受左旋多巴的患者,常与左旋多巴合用,可使50%患者症状改善。还用于药物利舍平和吩噻嗪类引起的锥体外系反应(迟发运动失调除外)。

(四)用法与用量

常用量:口服,开始时每日1~2mg,逐日递增至每日5~10mg,分次服用。对药物引起的锥体外系反应:口服,开始每日1mg,并渐增剂量至每日5~15mg。口服极量为每日20mg。

(五)不良反应与注意事项

本品有类似阿托品的不良反应,但略小,以口干、便秘、瞳孔散大、尿潴留、视物模糊等较常见,尚有头昏、眩晕,少数患者出现精神错乱、激动、谵妄、幻觉等精神症状。青光眼及前列腺肥大患者禁用或慎用。

(六)药物相互作用

本品属抗胆碱药,可延迟胃排空,与左旋多巴合用时,使后者更易为胃酸破坏,故两药的给药时间应间隔2~3小时。与强心苷合用时,使强心苷在胃肠道停留时间延长,吸收增加,容易过量中毒。因此合用时应选择吸收迅速的强心苷制剂。

三、左旋多巴/苄丝肼

(一)剂型规格

片剂:左旋多巴200mg+苄丝肼50mg。

(二)作用与特点

帕金森病是由基底神经节缺乏多巴胺引起的,服用左旋多巴是一种替代多巴胺的手段。苄丝肼为周围脱羧酶抑制药,可避免左旋多巴在脑内、外迅速脱羧转变成多巴胺而导致的多巴胺的浪费及不良反应的频繁发生。因此,本复方制剂和大剂量的左旋多巴一样有效且耐受性更好,长期应用后,帕金森病的所有症状均有显著的改善。

(三)适应证

帕金森病,症状性帕金森病(脑炎后、动脉硬化性或中毒性)。

(四)用法与用量

初始量125mg,每日3次,逐渐增至合适的治疗量。有效剂量通常在每日500~1000mg,分3~4次服用。维持量每次250mg,每日3次。服药时间应个体化。

(五)不良反应与注意事项

轻微胃肠道反应。偶见心律失常、直立性低血压、失眠、不安,罕见抑郁症和精神病,不随意运动如舞蹈病样动作或手足徐动症。治疗初期偶见严重的不良反应,此时应减量,很少需要中断治疗。当不良反应消失或可以耐受时,日剂量应再重新缓慢增加,在被确认为无效前,本品的治疗应当持续6个月。患有胃、十二指肠溃疡,骨软化症者,心肌梗死,冠状动脉供血不足,心律失常,以及青光眼的患者慎用。严重内分泌紊乱,肾脏、肝脏、心脏疾病,精神神经病患者,25岁以下的患者或妊娠女性禁用。

(六)药物相互作用

勿与单胺氧化酶抑制药、环丙烷或氟烷麻醉药合用。利舍平和α-甲基多巴可对抗本品的作用。

第七节　中枢兴奋药

中枢兴奋药系指能选择性地兴奋中枢神经系统,提高其功能活动的一类药。当中枢神经处于抑制状态或功能低下、紊乱时使用。这类药物主要作用于大脑皮层、延脑和脊髓,具有一定程度的选择性。该类药物主要包括苏醒药、精神兴奋剂及大脑复健药等。

中枢兴奋药的选择性作用与剂量有关,如使用剂量过大可引起惊厥、中枢神经抑制及昏迷,严重者可致死,而所引起的昏迷状态不能用中枢兴奋药解救。为防止用药过量引起中毒,一般应交替使用几种中枢兴奋药,严格控制剂量及用药间隔时间,并应密切观察病情,一旦出现烦躁不安、反射亢进、面部及肢体肌肉抽搐应立即减量或停药或改用其他药。

一、尼可刹米

(一)剂型规格

注射液:0.375g/1.5mL,0.5g/2mL,0.25g/mL。

(二)适应证

用于中枢性呼吸抑制及各种原因引起的呼吸抑制。

(三)用法与用量

皮下注射、肌内注射、静脉注射。成人常用量:一次0.25~0.5g,必要时1~2小时重复用药,极量一次1.25g。小儿常用量:6个月以下一次75mg,1岁一次0.125g,4~7岁一次0.175g。

(四)注意事项

1.作用时间短暂,应视病情间隔给药。

2.本药对呼吸肌麻痹者无效。

3.急性血卟啉病不宜用(易诱发血卟啉病急性发作)。

(五)不良反应

1.常见面部刺激征、烦躁不安、抽搐、恶心、呕吐等。

2.可能出现血压升高、心悸、出汗、面部潮红、呕吐、震颤、心律失常、惊厥甚至昏迷。此时应立即停药。

(六)禁忌证

1.抽搐及惊厥患者。

2.小儿高热而无中枢性呼吸衰竭时。

(七)药物相互作用

1.与其他中枢兴奋药合用,有协同作用,可引起惊厥。

2.本药与鞣酸、有机碱的盐类及各种金属盐类配伍,均可能产生沉淀。

3.遇碱类物质加热可水解。

(八)药物过量

1.药物过量时表现

兴奋不安、精神错乱、恶心、呕吐、头痛、出汗、抽搐、呼吸急促,同时可出现血压升高、心悸、心律失常、呼吸麻痹而死亡。

2.防治措施

①出现惊厥时,可注射苯二氮䓬类或小剂量硫喷妥钠或苯巴比妥钠等控制;②静脉滴注10%葡萄糖注射液,促进排泄;③给予对症治疗和支持疗法。

二、戊四氮

(一)剂型规格

注射液:0.1g/mL,0.3g/3mL。

(二)适应证

用于急性传染病、巴比妥类及麻醉药中毒引起的呼吸抑制,急性循环衰竭。

(三)用法与用量

肌内注射、皮下注射。一次0.05~0.1g,每2小时一次,极量一日0.3g。静脉注射以1~2分钟注入0.1g的速度缓慢注入。

(四)注意事项

妊娠女性及哺乳期女性慎用,12岁以下儿童慎用。

(五)不良反应

剂量较大时能引起反射亢进、惊厥,应立即停药。

(六)禁忌证

急性心内膜炎、主动脉瘤、吗啡或普鲁卡因中毒。

(七)药物过量

1.药物过量时表现

狂躁、焦虑不安,亦有呕吐、反射亢进,以至出现阵挛性及肌强直性惊厥。惊厥后出现昏迷、高热和肺水肿,最终中枢性呼吸衰竭。

2.防治措施

洗胃输液、利尿,以加快药物排泄,并依病情给予对症治疗和支持疗法。

三、士的宁

(一)剂型规格

注射液：1mg/mL,2mg/mL。片剂：1mg。

(二)适应证

用于巴比妥类中毒、偏瘫、瘫痪及因注射链霉素引起的骨骼肌松弛、弱视症等。

(三)用法与用量

常用量：皮下注射,一次1~3mg,一日3次。口服,每次1~3mg,一日3次;对抗链霉素引起的骨骼肌松弛,每次1mg,一日1次。极量：皮下注射,一次5mg。

(四)注意事项

排泄缓慢,有蓄积作用,不宜太长时间使用。

(五)不良反应

可出现惊厥、呼吸肌痉挛和呼吸运动受限。如出现惊厥,可立即静脉注射戊巴妥钠0.3~0.4g,或用较大量的水合氯醛灌肠。如出现呼吸麻痹,须人工呼吸。

(六)禁忌证

1.高血压、动脉硬化、肝肾功能不全、癫痫、突眼性甲状腺肿、破伤风忌用。

2.吗啡中毒慎用本品解救。

3.妊娠女性及哺乳期女性、儿童、老年患者禁用。

(七)药物过量

1.药物过量时表现

初期表现烦躁不安、抽搐、呼吸加快、颈肌和面肌有僵硬感、瞳孔缩小。严重中毒时,延髓麻痹,心脏及呼吸抑制,甚至死亡。

2.防治措施

将中毒者置于安静而黑暗的房间,避免声音及光线刺激。如有抽搐发生,给予镇静药。口服本品中毒时,等患者安静后以0.1%高锰酸钾液洗胃,输液并视病情给予相应的对症治疗和支持疗法。

四、一叶萩碱

(一)剂型规格

注射液：4mg/mL。

（二）适应证

用于治疗小儿麻痹症及其后遗症、面神经麻痹,对神经衰弱、低血压、自主神经功能紊乱所引起的头晕以及耳鸣、耳聋等有一定疗效。

（三）用法与用量

皮下或肌内注射:成人一次8~16mg,一日1次,2周为1个疗程。小儿按成人用量的1/4给药。

（四）注意事项

注射时切不可注入血管。

（五）不良反应

注射后发生荨麻疹、疼痛、局部刺痒、感染、肿胀等反应,部分患者有心悸、头痛。应对症治疗,停药后可自愈。

（六）药物过量

过量使用可导致惊厥。静脉注射戊巴比妥钠0.3~0.4g,或用较大量的水合氯醛灌肠。如出现呼吸麻痹,须人工呼吸。

五、多沙普仑

（一）剂型规格

注射液:20mg/mL,100mg/5mL。

（二）适应证

用于解救麻醉药、中枢抑制药引起的中枢抑制。

（三）用法与用量

静脉注射:按体重一次0.5~1mg/kg,不超过1.5mg/kg,如需重复给药,至少间隔5分钟,每小时用量不宜超过300mg。静脉滴注:按体重一次0.5~1mg/kg,使用前加葡萄糖氯化钠注射液稀释至1mg/mL静脉滴注,直至获得疗效,总量不超过一日3g。

（四）注意事项

1.用药时常规测定血压和脉搏,以防止药物过量。

2.于给药前和给药后半小时测动脉血气,及早发现气道堵塞及高碳酸血症患者是否有二氧化碳蓄积或呼吸性酸中毒。

3.静脉注射漏到血管外或静脉滴注时间太长,均能导致血栓静脉炎或局部皮肤刺激。

4.剂量过大时,可引起心血管不良反应如血压升高、心率加快,甚至出现心律失常。

5.静脉滴注速度不宜太快,否则可引起溶血。

6.用药期间,禁止给予可碱化尿液的药物。

7.突然出现低血压和呼吸困难加重应停药。

8.慎用:妊娠女性及12岁以下儿童;严重心动过速、心律失常者;心力衰竭尚未纠正者;气道阻塞、胸廓塌陷、呼吸肌轻瘫、气胸等引起的呼吸功能不全者;急性支气管哮喘发作或有发作史者;肺栓塞及神经肌肉功能失常导致的呼吸衰竭患者。

(五)不良反应

1.头痛、无力、呼吸困难、心律失常、恶心、呕吐、腹泻及尿潴留、胸痛、胸闷、血压升高、用药局部发生血栓性静脉炎等。

2.少见精神错乱、呛咳、眩晕、畏光、出汗、感觉奇热等。

3.大剂量时可引起腱反射亢进、肌肉震颤、喉痉挛、血压升高等反应。

(六)禁忌证

对本药过敏者,甲状腺功能亢进者,嗜铬细胞瘤患者,惊厥、癫痫、重度高血压或冠心病者,脑血管病、脑外伤、脑水肿者,严重肺部疾患者。

(七)药物相互作用

1.本品能促进儿茶酚胺的释放,在全麻药(如氟烷、异氟烷等)停用10~20分钟后,才能使用。

2.本品与咖啡因、哌甲酯、匹莫林、肾上腺素受体激动药等合用产生协同作用。

3.本品与单胺氧化酶抑制药丙卡巴肼以及升压药合用时,可使血压明显升高。

4.与碳酸氢钠合用,本品的血药浓度升高,毒性作用增强。

5.与肌松药合用可掩盖本品的中枢兴奋作用。

(八)药物过量

1.药物过量时表现

心动过速、心律失常、高血压、焦虑不安、震颤、谵妄、惊厥、反射亢进。

2.防治措施

视病情给予相应的对症治疗和支持疗法。可短期静脉给予巴比妥类药物对抗,必要的时候可给氧和使用复苏器。

六、咖啡因

(一)剂型规格

片剂：30mg。安钠咖(苯甲酸钠咖啡因)注射液：每支含咖啡因0.12g与苯甲酸钠0.13g(1mL)；含咖啡因0.24g与苯甲酸钠0.26g(2mL)。咖溴合剂(巴氏合剂)：200mL中含安钠咖0.05~2g及溴化钠(或溴化钾)1~10g。

(二)适应证

用于解救因急性感染中毒、催眠药、麻醉药、镇痛药中毒引起的呼吸、循环衰竭。与溴化物合用，使大脑皮层的兴奋、抑制过程恢复平衡，用于神经官能症。与阿司匹林、对乙酰氨基酚制成复方制剂用于一般性头痛；与麦角胺合用治疗偏头痛。用于小儿多动症(注意力缺陷综合征)。防止未成熟新生儿呼吸暂停或阵发性呼吸困难。

(三)用法与用量

口服。常用量，一次0.1~0.3g，一日0.3~1g；极量，一次0.4g，一日1.5g。解救中枢抑制：肌内注射或皮下注射安钠咖注射液，常用量，皮下或肌内注射，一次1~2mL，一日2~4mL；极量，皮下或肌内注射，一次3mL，一日12mL。调节大脑皮层活动：口服咖溴合剂，一次10~15mL，一日3次，饭后服。

(四)注意事项

1.本药长期服用可出现药物依赖性，应用时应注意。

2.成人致死量为10g，有死于肝昏迷的报道。

3.哺乳期女性慎用。

(五)不良反应

偶有过量服用，可致恶心、头痛或失眠，长期过多服用可出现头痛、紧张、激动和焦虑。

(六)禁忌证

胃溃疡的患者、妊娠女性禁用。

(七)药物相互作用

1.与口服避孕药合用，咖啡因的清除率减慢。

2.与异烟肼、甲丙氨脂合用可提高咖啡因的脑组织内浓度达55%，从而增加本品疗效，降低肝肾内的药物浓度。

3.与麻黄碱产生协同作用。

(八)药物过量

1.与口服避孕药合用,咖啡因的清除率减慢。

2.与异烟肼、甲丙氨脂合用可提高咖啡因的脑组织内浓度达55%,从而增加本品疗效,降低肝肾内的药物浓度。

3.与麻黄碱产生协同作用。

4.常见呕吐、上腹疼痛等消化道症状。

5.对视觉系统的影响为可出现畏光、眼前闪光、复视、弱视、视野缩小。

6.对神经系统的影响为可出现头晕、耳鸣、烦躁、恐惧、失眠、精神紊乱、震颤、谵妄、幻觉等。

7.另外可出现多尿、肌颤、心率增快及期前收缩等。

8.严重中毒可出现心率加快、血压下降、呼吸困难、惊厥、瞳孔缩小、光反射消失,最终呼吸衰竭致死。

七、细胞色素C

(一)剂型规格

注射液:15mg/2mL。

(二)适应证

细胞呼吸激动药,可用于慢性阻塞性肺病伴低氧血症的辅助治疗。用于组织缺氧急救的辅助治疗,如一氧化碳中毒、氰化物中毒、催眠药中毒、严重休克期缺氧、新生儿窒息、脑震荡后遗症、脑血管意外、麻醉、肺部疾病引起的呼吸困难、心脏疾患引起的心肌缺氧。

(三)用法与用量

静脉注射或滴注,成人每次15~30mg,一日30~60mg。儿童用量酌减。静脉注射时,用25%葡萄糖注射液20mL混匀,缓慢注射。或用5%~10%葡萄糖注射液或生理盐水稀释后滴注。

(四)注意事项

1.用药前需做过敏试验。

2.治疗一旦终止,再用药时须做皮内过敏试验,阳性反应者禁用。

3.严禁与酒同时服用。

(五)不良反应

偶见皮疹等变态反应及消化道反应。本品无毒性,但可引起变态反应,也可因制剂不纯,混有热原而引起热原反应。

(六)禁忌证

对本品过敏者禁用。

参考文献

[1]王春燕.药剂学[M].重庆:重庆大学出版社,2017.

[2]陈卫卫.药剂学[M].西安:西安交通大学出版社,2018.

[3]张超云.药剂学[M].沈阳:辽宁大学出版社,2019.

[4]高娅男.临床药剂学[M].长春:吉林科学技术出版社,2018.

[5]王兆军.现代临床药剂学[M].长春:吉林科学技术出版社,2019.

[6]王英婷.药剂学基础与临床研究[M].北京:科学技术文献出版社,2019.

[7]周卉.现代临床医药学[M].北京:华龄出版社,2018.

[8]孙路路.临床药剂学[M].北京:高等教育出版社,2018.

[9]邢永超.实用临床药剂学[M].长春:吉林科学技术出版社,2019.

[10]李鹏.临床常见病西药新用手册[M].北京:金盾出版社,2018.

[11]李莹.临床西药应用指南[M].长春:吉林科学技术出版社,2017.

[12]陈惠.临床药物学[M].昆明:云南科技出版社,2018.

[13]闫倩倩.临床药物学[M].长春:吉林科学技术出版社,2019.

[14]许树梧.静脉注射用药指南[M].长沙:湖南科学技术出版社,2017.

[15]刘青松.实用静脉用药与临床[M].长春:吉林科学技术出版社,2019.

[16]滕佳林.中药学[M].济南:山东科学技术出版社,2018.

[17]任艳玲.中药学[M].北京:中国中医药出版社,2018.

[18]陈蔚.中药学[M].北京:中国中医药出版社,2017.

[19]陈绍红.临床中药学[M].济南:山东科学技术出版社,2019.

[20]张冰.临床中药学[M].北京:中国中医药出版社,2017.

索　引